압도적 체지방 감량 비법

# 초격차 다이어트

# 초격차 다이어트

**1판 1쇄** ◦ 2021년 9월 23일(2000부)
**1판 2쇄** ◦ 2021년 10월 7일(2000부)
**1판 3쇄** ◦ 2022년 3월 1일(2000부)
**1판 4쇄** ◦ 2022년 5월 18일(2000부)

**지은이** ◦ 이정윤
**편집** ◦ 장은실
**교열** ◦ 조진숙
**감수** ◦ 정재훈 약사
**사진** ◦ 김정인
**디자인** ◦ Relish
**인쇄** ◦ 아레스트

**펴낸이** ◦ 장은실(편집장)
**펴낸곳** ◦ 맛있는 책방 Tasty Cookbook
　　　　　 서울시 마포구 마포대로 12, 1715호
　　　　　 ⓘ tastycookbook
　　　　　 ✉ esjang@tastycb.kr

**ISBN** 979-11-91671-06-3 13510
2022ⓒ맛있는책방 Printed in Korea

압도적 체지방
감량 비법

# 초격차
# 다이어트

이정윤 지음

# Super
# Efficient Diet

맛있는
책방

# Writer

## 이정윤

샴페인 애호가이자 F&B Food & Beverage 전문 콘텐츠를 기획, 개발하는 '다이닝미디어아시아' 대표로 활발히 활동하고 있다. 지인들은 줄리아 Julia라고 부른다. 글로벌 미식 매거진을 비롯해 각종 일간지와 정기 간행물에 미식에 관한 글을 쓰고 다양한 F&B 기업의 브랜딩을 자문하는 자타 공인 미식 전문가다. 먹고 마시고 여행하는 것을 좋아해 항상 시간이 부족한데, 다행히 그는 똑똑한 사람이다. 그래서 늘 주어진 환경에서 최대의 성과를 내는 것에 집중한다. 놀 것 다 놀면서 대원외고와 서울대를 졸업했고, 첫 직장에 다니며 취득한 국제 공인 정보시스템감사사 CISA 자격증은 아시아 지역 1위 인증을 받았다. 두 번의 출산을 거치며 뱃살이 늘어나자 돌연 다이어트를 결심했고 4개월 만에 순수 체지방 10kg을 감량했다. 한번 마음먹으면 일단 확실한 결과를 보는 스타일. 일과 육아, 자기개발 등 정신없이 바쁜 일상 속에서도 다이어트 또한 가장 똑똑한 전략으로 최대의 효과를 내는 방법을 찾아 실천했고, SNS를 통해 소개한 다이어트법이 열광적인 반응을 얻어 책까지 내게 되었다. 미식과 다이어트는 극과 극에 서 있지만 가장 맛있으면서도 지치지 않게 꾸준히 할 수 있는 '초격차 식단'으로 체지방 감량에 성공했고, 여전히 미식과 와인을 탐구하며 낮에는 초격차 다이어터, 밤에는 미식가 생활을 하고 있다. 모두가 건강한 몸과 정신으로 삶을 정성껏 살 수 있도록 선한 영향력을 전파 중이다.

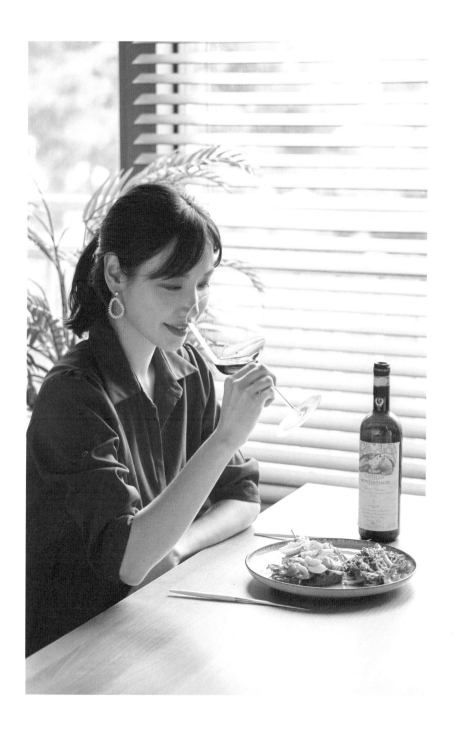

가볍고 산뜻한
몸으로 살고 싶은
모든 분들께!

저는 오랜 기간 글로벌 푸드 담당 에디터 및 F&B 비즈니스 콘텐츠 기획자로 일했고, 현재 세계적인 미식 매거진과 국내 정기 간행물에 미식에 관한 이야기를 소개하고 있어요. 늘 음식과 요리에 대해 생각하고, 레스토랑의 맛있는 음식과 다양한 술을 즐기는 멋진 직업을 가지고 있죠! 그렇지만 살이 찌기 쉬운 작업 환경이기에 건강을 유지하면서 오래 이 일을 할 수 있는 방법은 없을까 늘 고민합니다.

다이어트를 해야겠다는 결심은 누구나 한번쯤 해보았을 거예요. 수능이 끝나고 비만이었던 친구가 한 달 가까이 점심시간에 급식 대신 토마토 하나를 먹으며 버틴 뒤 '여리여리한 몸매'로 변하자 그녀는 친구들 사이에서 전설이 되었죠. 중년, 노년이 된다고 더 이상 다이어트를 생각하지 않을까요? 두 손주를 둔 저희 엄마도 여전히 '나도 살 좀 빼야 하는데'라며 식사 중에 수저를 내려놓곤 하십니다.

아이러니하게도 다이어트 기간이 길어질수록 우리의 감정은 우울해지고 음식에 더욱 집착하게 되지요. 건강하게 다이어트를 해야 하는데 단식 같은 잘못된 방법을 따라 하며 정신적, 신체적 문제가 생기기도 해요. 강박과 고생의 사슬에서 벗어나는 방법은 단순합니다. 더 이상 다이어트가 필요하지 않은 몸이 되세요!

그러기 위해선 단순히 체중계 위의 숫자가 아닌, '체지방'을 낮춰야 해요. 하지만 체지방을 빼는 다이어트법을 알고 실천하는 사람은 생각보다 많지 않아요. 연예인 다이어트라며 터무니없는 식단을 따라 하거나 무조건 탄수화물이 체지방의 원인이라며 고기와 회를 5인분씩 먹으면서 살이 빠지기를 기대하는 사람들이 얼마나 많은지요! 저도 다이어트에 대해 제대로 공부하기 전에는 밥만 덜 먹으면 살이 빠질 줄 알았답니다.

여러분! 단순히 '한번 마른 몸이 되어보는 것'은 아무 의미가 없어요. 몸무게 80kg에서 두 달간 이 악물고 굶고 버티며 48kg으로 뺀 뒤, 다시 한 달 만에 82kg이 된다면 쓸데없는 고생만 한 거예요. 황당하지만 너무나 흔한 경우죠. 그러고 나서 따라오는 우울증과 무기력함, 역시 나는 안 된다는 자괴감은 결국 몸과 마음을 더욱 병들고 지치게 합니다.

여러분은 능력이 없는 게 아니에요. 그저 생각보다 건강하고 지속 가능한, 효율적인 다이어트법을 잘 모를 뿐이죠. 저도 몰랐거든요. 왜 우리가 탄수화물을, 단백질을, 풍부한 식이섬유를 챙겨 먹어야 하는지, 왜 심한 허기가 지면 안 되는지, 왜 지친 몸을 이끌고 공복 유산소 운동을 할 필요가 없는지 알고 나니 다이어트가 어렵지 않았습니다. 다이어트는 괴롭고 배고프고 맛없는 것이 아니에요. 즐겁고 지속 가능하며 오랫동안 삶에서 실천할 수 있어 결국 요요 현상 없이 건강하게 체중을 감량하는 거예요.

<초격차 다이어트>는 효과적으로 체지방을 낮추는 식단과 운동 팁을 전달하고자 방대한 자료와 전문가의 의견을 종합해 요점만 쏙쏙 골라 알기 쉽게 썼습니다. 저 또한 일하는 여성이자 두 아이의 엄마로 바쁜 삶을 살면서도 아주 쉽게, 지치지 않고 몇 개월 이상 실천할 수 있는 식단과 운동법이 절실했어요. 하지만 서점과 인터넷에는 수많은 방법론이 난무하고, 다이어트 레시피도 채 썰고 데치고 구우라는 등 너무 복잡하고 피로했어요. 그래서 의사와 트레이너, 스포츠 영양사 등 전문가의 근거 있는 조언을 기반으로 **최대의 다이어트 효과를 내는 현실적인 포인트를 엄선했어요.** 예전에 축구선수 안정환이 이런 말을 했다고 해요. **"앞이든 뒤든 열심히 했다면 그 성과가 나와야 해. 성과가 안 나오면 '너는 노력해도 안 되는 선수' 그뿐이야."**

아무리 바빠도 원칙을 잘 지킨다면 보다 효율적으로 체중을 감량할 수 있습니다. <초격차 다이어트>를 집필하며 단 한 가지 소망이 있었어요. **'이 책을 읽는 당신의 체지방을 반드시, 이전보다 명백히 더 쉽게 감량하게 하자.'** 독자 분들에게 실질적인 도움이 되기를 바라는 마음으로 하나하나 써 내려갔습니다. '충분히 실천 가능한' 아주 쉽고 간단하며, 무엇보다 정말 맛있는 초격차 식단 전략을 여러분과 함께 나누고 싶습니다.

이 책과 함께 체지방을 낮추며 더 오래 건강하게 인생을 즐겨요.
당신의 삶과 자존감을 한 단계 올려줄 <초격차 다이어트>를 소개합니다.

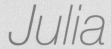

# 초격차 다이어트
# 10계명

"만약 당신이 단 한 권의
다이어트 책을 가져야 한다면,
바로 여기에 그 답을
준비했습니다."

이 책이 당신의 체지방률을
압도적으로 낮출 것입니다.

1. 체중이 아닌 체지방을 체크하세요.

2. 배부른 다이어트를 하세요.

3. 잠은 충분히 자도록 하세요.

4. 고강도 근력 운동과 유산소 운동을 함께하세요.

5. 최소 3개월은 다이어트에 집중하세요.

6. '탄수화물 100g, 단백질 100g, 채소는 충분히' 공식을 지키세요.

7. 양념을 현명하게 이용해 맛있는 식단을 즐기세요.

8. 똑똑한 치팅을 하세요.

9. 다이어트 약과 시술, 제품에 의존하지 마세요.

10. 초격차 식단과 운동을 일상이 되게 하세요.

# Contents

**4**

**빠른 시간에
효율적으로
체지방을 날리는
초격차 운동법**

**5**

**다이어트가
어려운 분들께**

# <초격차 다이어트>
## 독자 후기

다이어트 식단을 짜기 위해 필요한 식자재에 대한 기초가 모자란 사람인지라, 탄단지에 대한 기초와 탄단지별 추천 아이템이 표기되어 좋았습니다. 그리고 음식 사진들이 한 페이지를 채울 정도로 크게 실려 양을 가늠하기에도 좋은 것 같아요. 이렇게 따라 해보면 좋겠다는 의욕이 벌써 생기고 있습니다. 신은정, 회사원

---

이 책을 읽어야 하는 건 '어떻게' 먹으면서 '무슨' 운동을 해야 효율적인지, 왜 그래야 하는지까지도 단순하고 명료하게 제시해주기 때문입니다. 여러 다이어트 보조제와 쉬워 보이는 다이어트법의 함정에 대해서도 알려주죠. 또 다른 장점은 간단한 밀프렙을 해두면 순식간에 만들 수 있는 다양한 요리를, 더 맛있게 먹을 수 있는 팁과 함께 소개하고 있어서 두 배로 유용해요. 요리를 잘 못하더라도, 시간이 없어도 충분히 할 수 있고 심지어 맛도 있어요! HJ, 의사

---

다이어트를 하는 과정은 먹는 즐거움을 포기하는 것이라는 선입견이 사라졌습니다. 레시피를 하나씩 따라 하면서 신선한 식재료에 관심을 갖게 되었고, 5분도 걸리지 않는 깔끔한 조리법으로 시간도 절약할 수 있었습니다. '먹는 행위'가 개선되면서 몸이 변하기 시작했고, 한 달 만에 약 4kg 정도 감량할 수 있어서 기뻤습니다. 서유경, 변호사

---

육아와 일, 휴식 뭐 하나 맘대로 되지 않는다고 생각했는데 그건 의지 부족이었어요!!! 작가님의 자기 관리 A to Z에 그저 반성하게 되네요. 저에겐 몸과 마음의 건강을 유지하기 위한 안내서예요. 기쁨, 회사원

---

책 속에 봉인 해제된 '압도적 효과의 지속 가능한 솔루션(a.k.a 초격차)'은 인터넷에 난무하는 각종 조각 지식들을 저자가 직접 연결하고 연구하고 검증한 10계명이더군요. 수많은 정보에 혹하며 시행착오를 겪던 우리는 이제서야 맘놓고 그냥 따라 하면 되겠습니다. 다이어트에 대한 머릿속이 매우 심플해진다는 것이 가장 큰 장점입니다. Joanne, 식품 마케터

저자의 다이어트 방식이, 딱 그녀처럼 건강하고 단단하다는 생각이 들었습니다. 때로는 달콤한 말로 응원해주고 때로는 단호하게 말하기도 하면서 많은 사람들의 다이어트 방식에 건강함을 불어넣어주는 책이라 확신합니다. 저를 포함한 많은 분들이 <초격차 다이어트>를 통해 한 뼘 더 건강한 사람으로 성장하길 기원합니다!

강은아, 학생

---

자유로우면서도 현실적인 규칙을 제시해주는 책입니다. 비만일수록 '영양 과잉'이라는 인식이 강하지만, 사실 '영양소 결핍'인 경우가 많습니다. 이 책을 따라 탄수화물, 단백질, 지방(또는 채소)의 균형 잡힌 식습관이 생긴다면 체중 감소뿐만 아니라 우리 몸에 꼭 필요한 영양소까지 챙기는 일석이조의 효과를 누릴 수 있을 것입니다. jij.jjj, 외과 의사

---

책은 체지방을 줄이고 근육을 키울 수 있으며 꾸준하게 실천할 수 있는 현실적인 운동법을 가르쳐줍니다. 무엇보다 중요한 것은 한번의 폭식이나 일정 기간의 운동 중단에도 좌절하지 말고 영양소 섭취를 달리하거나 일상에서 실천할 수 있는 팁을 마치 개인 헬스 멘토처럼 다정하고 친절하게 하나하나 설명해줍니다.

그날 바람, 회사원

---

<초격차 다이어트>는 누구나 의지만 있으면 따라 하기 쉽고 습관이 되는 현실적인 운동과 식단을 소개합니다. 건강한 데 맛있기까지 하면 최고 아닐까요? 단순히 몸무게를 줄이는 게 아니라 체지방과 다이어트에 대한 스트레스까지 줄여준다면 건강한 삶이 될 것입니다. 다이어트를 통해 예뻐진 모습뿐만 아니라 자신감 넘치는 모습으로 더 당당하게 건강하게 몸과 마음, 정신까지 모두 예뻐지기 위해 <초격차 다이어트>를 추천합니다. 최주혜, 프리랜서

---

딱 잘라서 다이어트용 탄/단/지 식단 비율과 100g 기준 식재료들의 단위를 적어주어 그대로만 소분해 냉동해두고 하나씩 쏙쏙 골라 먹으면 되니 머리 아프게 계산할 필요가 없을 것 같아 좋았습니다. 특히 '글쎄요, 당신은 적게 먹지 않습니다!', '군것질을 참는 방법은 없습니다' 이런 부분들에서는 웃음도 나오면서 속이 시원했습니다.

차혜영, 회사원

광범위하고 무분별한 다이어트의 정보 속에서 어떤 게 옳고 그른지 갈피를 잡지 못하고 방황만 하고 있다가 <초격차 다이어트>를 접하고, 이 책은 어떠한 의심의 여지없이 타당한 근거를 친절하게 제시하며 다가와 주었습니다. 이 한 권의 책이 수백 만원의 PT 프로그램보다 값질 거라는 걸 직감합니다. 그냥 옆에 끼고 틈날 때마다 아무 장이나 펼쳐보아도, 그저 내 삶에 도움 가득한 책이 될 것 같습니다.

이하나, 전업주부

---

운동도 중요하지만 <초격차 다이어트>에서 말하는 쉬운 해결책들을 보면서 많은 분들이 다이어트의 생각을 바꾸는 데 도움이 되길 바랍니다. 깊이 있는 지식까지 함축되어 꼭 추천드리고 싶은 책이네요. 임원석, 트레이너

---

나만의 바이블을 하나 만들어 전략적으로 건강하게 살아봐야지 하고 마음먹은 시점에 우연한 기회로 <초격차 다이어트>를 접하고 느낀 제일 첫 번째 감상은 제가 딱 원하던 한 권의 책이 생겨 더이상 정보의 홍수 속에서 헤매느라 에너지를 쓰지 않아도 된다는 든든함이었습니다. 기메, 회사원

---

책에서 식단이 80, 운동이 20이라는 걸 보고 다시 생각하게 되었어요. 그동안 식단을 철저히 해야지! 생각해도 복잡한 준비 과정 때문에 며칠만 해도 지치고 포기하게 되었는데 '탄수화물 100g, 단백질 100g, 채소 많이'라는 초격차 식단의 규칙을 보고는 해볼 수 있겠다고 느꼈어요. <초격차 다이어트>를 통해 스트레스받지 않고, 시간을 많이 뺏기지 않으며 지속 가능한 다이어트를 해볼게요! 이수정, 공무원

---

이 책을 열자마자 단숨에 끝까지 읽어 내려갔습니다. 첫 페이지에 실린 프롤로그에는 글을 넘어선 진심이 가득 담겨 있었고 그 힘에 이끌려 저도 더욱 간절한 마음으로 한 자 한 자 집중해서 보게 된, 참 고마운 책입니다. 단순히 몸매 관리가 아니라, 내 몸을 사랑하는 방법을 이야기하는 저자의 마음이 전해져요. 자신을 더욱 소중하게 여기며 자연스레, 적극적으로, 그리고 무엇보다 즐겁게 이 책이 이야기하는 건강한 삶을 살아낼 수 있을 것 같습니다! 나경, 필라테스 강사

요리를 즐겨 하지 않는 사람들도 여러 소스를 활용하니 솜씨가 없어도 맛이 나는 레시피들이라 읽는 내내 얼른 만들어보고 싶었어요. 특정 영양 성분을 무조건 적게! 덜 먹는 강박적인 레시피들이 없어서 보는 내내 마음이 편해졌습니다. 오늘 내일로 끝내는 게 아니라 앞으로 평생 끌고 갈 수 있는, 생활 습관으로 자리 잡는 다이어트를 시작할 수 있는 길을 안내해주어 고맙습니다. :) 차다솔, 요식업

---

미식의 세계와 다이어트는 서로 정반대의 길에 서 있는 것 같지만 저자는 오히려 이 책에서 맛있는 음식을 내 주변의 소중한 사람들과 함께 즐기는 것과 동시에 실천 가능한 건강한 체중 감량법을 알려줘 어쩌면 나도 할 수 있겠다는 용기를 줍니다. 특히 그 어떤 수많은 다이어트 서적보다도 우리 몸에 들어오는 영양소들의 원리를 쉽게 설명하고, 흔히들 알고 있는 잘못된 다이어트 방법을 꼬집어주는 점에서 너무나 통쾌합니다! 김인영, 초등 교사

---

간편하고 화려한 다이어트 대신, 일상적이고 지속적인 다이어트 조언을 들려주는 책입니다. 맥곰, 영양 교사

---

식단은 무조건 굶는 것, 귀찮은 것이라는 편견을 깨주어 참 고마운 책입니다. 다이어트 책을 구입해 읽지만 대체적으로 일회성으로 자극받고 말았던 이유가 뭘까? 주변에 권하지 않는 이유는 뭘까? 이 책을 보면서 알았습니다. 그 책들을 다시 보지 않거든요. 근데 <초격차 다이어트>는 계속 읽을 거라는 확신이 듭니다. 책을 여러 권 사서 친구들한테 선물하기도 좋겠습니다! 남보라, 영어 교사

---

인터넷이나 유튜브를 찾아봐도 제대로 된 다이어트 정보를 찾기는 쉽지 않았습니다. 그러던 중 만난 <초격차 다이어트>는 쉽고 정확한 방법을 알려주어 너무 명쾌했습니다. 처음엔 초격차라는 말이 생소하게 느껴졌는데, 읽고 나니 고개가 끄덕여집니다. 단순히 사진 한 장 남기기 위한 몸 만들기가 아니라, 오랫동안 지속 가능한 건강한 다이어터들이 많아지기를 바랍니다! 알루, 강사

# 1

# 성공적인 다이어트를 위한 가이드

많은 사람들이 무턱대고 '살을 빼겠다'고 결심합니다.
다이어트는 체지방을 감량하는 방법에 대해 정확히 알고
시작하는 것이 좋습니다. 단순히 체중계 위의 숫자보다는
몸속 지방 양을 낮춰야 하는 이유와 방법부터 다이어트
식단이 절대로 배고프면 안 되는 이유에 이르기까지 성공적인
다이어트를 위한 기본 상식을 소개합니다.

# 체중보다 눈바디
## 체지방을
## 감량해야 하는 이유

우리 몸은 60%가 수분으로 구성되어 있어요. 몸무게는 수분과 단백질, 지방, 무기질 등이 모두 합쳐진 무게입니다.

**단순히 체중계 위의 숫자, 몸무게를 줄이는 것이 목표가 되어서는 안 됩니다.** 체지방은 그대로 둔 채 얼마 있지도 않은 근육을 빼고, 수분을 제한하면 몸무게가 줄어들지언정 몸매는 변하지 않아요. 굶어서 몸무게를 낮추면 건강은 악화되고, 얼마 지나지 않아 다이어트 시작 전보다 몸무게가 더 늘어나는 요요 현상이 오게 됩니다. 근육이 빠져 기초대사량이 낮아지니 같은 양을 먹어도 지방으로 더 쉽게 저장되기 때문이에요.

영양 균형을 고려하지 않은 저칼로리 다이어트는 대부분 근육을 분해하고 몸의 대사량을 낮춥니다. 원 푸드 다이어트나 단백질 셰이크 등의 대용식 다이어트, 레몬 주스와 같은 음료를 마시는 디톡스 다이어트가 모두 여기에 해당됩니다. 그럼에도 이런 방식의 다이어트가 일단 **살이 빠지는 것처럼 보이는 이유는 하루에 섭취하는 총칼로리량이 기초대사량보다 낮기 때문이에요.**

먼저 원 푸드One Food 다이어트는 글자 그대로 토마토나 바나나 등한 가지 음식을 먹으며 체중을 감량하는 방식이에요. 예컨대 매끼 토마토 두 개를 먹는 사람이 있다면, 토마토는 100g에 15kcal 내외이니 1kg 한 박스를 모두 먹어도 150kcal에 불과합니다. 세 끼를 이렇게 먹으면 하루에 총 450kcal를 섭취하는 초저칼로리 다이어트가 되죠.

왠지 근육을 지킬 수 있을 것 같은 단백질 셰이크로 식사를 대신하면 어떨까요? 이 경우도 기본적으로는 저칼로리 다이어트입니다. 제조사에서 제품의 영양 성분을 신경 썼다고 하지만, 신선한 식재료를 대체

할 만큼의 영양 성분도 아닐뿐더러 포만감이 매우 떨어진다는 단점이 있습니다. 하루에 단백질 셰이크 세 컵으로 물리적, 정신적 허기를 극복할 수 있는 사람은 드뭅니다. 한편 '해독'을 키워드로 한 다양한 음료 다이어트도 결국엔 영양이 매우 불균형한 저칼로리 다이어트일 뿐입니다.

만약 당신이 키 165cm에 몸무게 60kg인 여성이라면 하루 평균 기초대사량이 약 1350kcal 정도가 되어요. 남자의 경우라면 기초대사량은 약간 더 높을 것이고요. 앞서 언급한 토마토 원 푸드 다이어트를 한다면, 운동 없이 살아 숨만 쉬어도 하루에 900kcal가 부족하니 어쨌든 몸무게는 줄어드는 것이 당연합니다.

"몸무게가 줄어드는데 뭐라도 빠져 좋은 것 아닌가요?"라고 생각할 수 있지만 슬프게도 그렇지 않습니다. 체내 탄수화물이 고갈되며 수분 저장량이 함께 줄어들고, 근육이 분해되며 단백질이 포도당으로 사용되는 당신생Gluconeogenesis* 작용이 일어나고 있을 확률이 높아요. 아침마다 체중계에 올라가면 몸무게가 줄어드는 기쁨이 있으니 배고픔과 괴로움을 참고 조금은 더 버텨보겠지만, **체지방이 아닌 근육과 수분이 빠지니 오히려 살이 더 잘 찌는 체질로 몸이 변하는 최악의 과정인 것이지요.**

---

* **당신생** 단백질에서 유래한 아미노산이나 지방과 같은 비탄수화물 전구체로부터 포도당을 형성하는 작용입니다. 주로 격렬한 운동 후나 장기간의 금식, 아침 식전 등 체내 글리코겐이 고갈된 상태에서 일어나며 이렇게 생성된 글루코오스는 혈액을 통해 뇌와 근육, 적혈구 등 포도당을 사용하는 기관으로 운반됩니다.

# Q 마른 비만
## 겉모습은 날씬한데 체지방률 30% 괜찮을까요?

**A** '마른 비만'은 의료적 관점에서 정식 진단명은 아니지만 현대인의 주요 신체 문제 중 하나로 손꼽혀요. 키와 몸무게로 단순히 산정하는 체질량지수(BMI)가 정상 범위이면서도 체지방률이 높은 경우를 말해요. 성인 남성은 체지방률이 25% 이상이면서 허리둘레 90cm 이상일 때, 성인 여성은 체지방률이 30% 이상이면서 허리둘레 85cm 이상일 때 마른 비만으로 판단합니다.

겉으로 보기에 큰 문제가 없으니 방치하기 쉽지만 마른 비만 상태가 지속되면 다양한 심혈관 질환과 대사증후군 위험이 높아집니다. 내장 지방 비율이 높아 혈중 콜레스테롤과 중성 지방 수치가 올라가고, 상대적으로 근육량이 부족해 결국 인슐린 저항성이 커지므로 고혈압과 고지혈증, 당뇨병 등의 위험에 쉽게 노출됩니다.

제가 식단 조절과 운동을 결심하게 된 계기가 있어요. 당시 키 170cm에 약 60kg으로, 체질량지수로 단순 산정하면 정상 체중이었습니다. 겉보기에 '뚱뚱하다'고 말하는 사람은 아무도 없었죠. 그러던 어느 날 국내 모 패션 브랜드에서 바지를 사려고 했는데, 이 브랜드에서 출시된 가장 큰 사이즈의 바지 단추가 채워지지 않았습니다. 그래서 Zara나 H&M 등 해외 브랜드의 빅 사이즈 옷을 구매하러 갔어요. 해외 브랜드의 바지는 허리 36인치(약 90cm)를 사야 편했고, 당시 체지방률은 30% 정도였어요.

아무도 저를 '비만이니 살 좀 빼야겠다'고 걱정해주지 않았지만 몸은 정상이 아니었어요. 건강검진 결과, 늘 공복 혈당 수치가 높았죠. 아침에 혈당을 재면 정상 수치인 70~100mg/dL을 훌쩍 넘는 118mg/dL 정도가 꾸준히 나왔으니, 대사증후군 위험 상태이자 당뇨병 고위험군이었고요. 이런 상태를 오래 방치하면 각종 질병의 원인이 될 수 있다는 의사의 진단을 들었습니다.

다이어트의 가장 큰 목적은 건강임을 절대 잊지 마세요! 단순히 '말라 보이고 싶다'라는 것보다는 체지방을 낮추고 근육량을 늘리겠다는 구체적인 목표를 세워야 해요. 그러면 내 몸에 맞는 아름답고 가벼운 상태가 저절로 따라올 거예요. 왜곡된 미적 기준에 맞추기 위해 괴롭게 쥐어짜는 다이어트가 아니라 건강한 몸에 깃드는 좋은 몸의 모습이 당신의 다이어트 목표가 되도록 하세요!

# 식단이 **80%**
# 운동이 **20%**

　　다이어트에 성공하려면 식단이 80%이고 운동이 20%라는 말이 있죠. 아무리 운동을 하고 활동량을 늘려도 음식으로 섭취하는 칼로리를 능가할 수 없습니다. 시속 10km로 60분간 달리기를 지속해야 약 500kcal를 태울 수 있는데, 이는 감자칩 한 봉지 정도에 해당되어요. 문제는 하루에 60분간 쉬지 않고 달리기를 하는 사람은 거의 없고, 감자칩 한두 봉지를 가볍게 먹는 사람은 아주 많다는 것이죠.

　　**체지방 감량을 목표로 한다면 무조건 섭취 칼로리를 줄여야 합니다.** 여성의 경우는 하루에 기초대사량 수준인 1200kcal 정도를, 남성은 1500kcal 정도를 섭취하며 운동을 통해 추가로 칼로리를 소모하면 가장 효과적으로 체중을 감량할 수 있어요. 만약 더 적게 먹으면 체지방이 더 빠르게 빠질까요? 아마도 체중은 줄겠지만 체지방 감량에는 부정적입니다. 서울대학교 의과대학 국민건강지식센터를 비롯해 많은 전문가와 연구 기관에서도 남녀를 불문하고 **하루 800kcal 미만의 초저칼로리 다이어트는 오히려 장기적인 체중 감량에 악영향을 준다고 판단합니다.** 그러니 굶는 다이어트는 애초에 마음속에서 지워버리기 바랍니다.

그렇다면 식단은 어떤 전략으로 짜야 할까요? 인터넷에서 쉽게 찾을 수 있는 기사부터 전문 서적에 이르기까지 정제되지 않은 정보가 난무합니다. 녹차 추출물이 체중 감량에 도움이 된다, 아침을 먹어야 살이 빠진다, 간헐적 단식으로 공복 시간을 엄격히 지켜야 한다, 탄수화물을 먹지 않고 고지방 식사를 해야 한다, 육류를 줄이고 녹말식 중심의 채식 식단이 정답이다 등 저마다 다양한 주장과 근거를 내세우며, 때로는 상반된 내용으로 혼란을 주기도 합니다.

결론적으로 이야기하면, 살이 빠지는 원칙은 단순합니다. **탄수화물, 지방, 단백질의 영양 조성을 고려해 골고루 적정량을 식사하면 됩니다.** 모든 영양소를 균형 있게 적당히 섭취하는 것이, 지방을 분해한다고 알려진 특정 음식의 특정 성분을 찾아 먹거나 식사 시간을 통제하는 것보다 훨씬 중요합니다.

잘못된 상식은 다이어트에 오히려 해롭습니다. 예컨대 자몽이 살을 빼는 데 도움이 된다고 알려져 있죠. 실제로 오렌지나 자몽 등 감귤류에 독점적으로 존재하는 나린진Naringin과 헤스페리딘Hesperidin은 플라보노이드Flavonoid 계열의 화합물로 지방 분해 효소를 활성화하며, 지방 세포를 에너지원으로 전환시키는 에너지 대사에 관여해 체중 감소에 도움을 줄 수 있습니다. 하지만 이 성분은 자몽의 과육이 아닌 껍질의 흰 부분에 존재하며, 체중 감소에 영향을 미치려면 하루 400mg 이상의 나린진을 먹어야 해요. 한 개의 자몽엔 약 50mg의 나린진이 포함되어 있으니 여덟 개 이상의 자몽을 먹어야 하는데 보통 크기의 자몽 여덟 개를 먹는다면 약 900kcal이고, 영양 구성도 과당(탄수화물)이 거의 대부분 입니다. 심지어 자몽 내피의 흰 부분을 일부러 먹는 사람은 없죠. 즉 자몽을 먹는 것이 다이어트에 아무런 영향을 줄 수 없다는 뜻입니다.

**이처럼 특정 성분이 체중 감량에 도움이 된다는 등의 아주 단편적인 지식은 오히려 우리의 다이어트를 방해합니다.** 식사를 똑같이 하면서 지방 분해 효과를 기대하며 효소 등의 보조 식품을 더 먹는 것, 부기를 뺀다고 호박즙을 마시는 것, 지방이 분해된다고 녹차를 계속 마시는 것 등의 조각나고 편향된 지식은 현실적으로 다이어트에 아무런 영향을 미치지 못합니다. **다이어트의 최대 적은 이처럼 잘못된 다이어트 상식이라고 할 수 있어요.**

명심하세요! 다이어트 식단은 특정 음식이나 성분으로 구성되어 있지 않아요. 오히려 시장이나 마트에 가면 손쉽게 구할 수 있는 수많은 평범한 식재료로 잘 챙겨 먹는 것이 훨씬 효과적입니다. 단적으로 말하면 다이어터라면 누구나 한번쯤 들어보았을 동남아시아의 열매 '가르시니아 캄보지아'가 필요한 것이 아니라 양파나 애호박, 오이, 닭가슴살, 삼치, 현미밥, 귀리 같은 자연의 식재료들이 훨씬 더 중요합니다.

한편 식단이 다이어트의 핵심이지만 운동을 빼놓을 수는 없습니다. 섭취하는 음식을 통해 몸의 크기를 전체적으로 조절할 수 있지만 운동은 식단으로 절대 성취할 수 없는 탄력과 활기를 불어넣어요. 식단으로 체형의 기본적인 틀을 잡아가며 근력 운동을 병행하면 요요 현상이 오지 않는 몸으로 체질을 변화시킬 수 있으니, 다이어트 과정에 꼭 운동을 포함시키기를 권합니다.

# 반드시
# 배부르게
# 먹어야 하는 이유

    '다이어트 식단'을 상상할 때 많은 분들이 가장 먼저 바나나 하나와 달걀 하나를 떠올려요. 나름대로 탄수화물과 단백질, 지방을 골고루 섭취할 수 있지만 평범한 한 끼 식사로는 부피도, 열량도 너무 적은 편이죠. 한 끼 정도 가벼운 식사를 하는 것은 상관없지만 음식의 양을 너무 심하게 줄이면 안 됩니다. **소식**小食**은 다이어트 실패의 시작이에요.**

    초격차 식단 파트에서 자세히 다루겠지만 적절한 양의 탄수화물과 단백질은 매끼 섭취해주는 것이 좋아요. 식재료의 종류에 따라 약간의 차이는 있겠지만 대체로 단백질 식재료 100g, 탄수화물 식재료 100g은 꼭 포함되어야 해요. 시중에서 우리가 흔히 만날 수 있는 샐러드 가게에서는 평균적으로 단백질 토핑이 40g 정도 들어가요. 닭가슴살 샐러드를 먹는다고 해도 닭가슴살이 40g밖에 들어가지 않고, 연어 포케를 먹는다고 해도 연어가 40g 정도에 불과하니 한 끼에 권장되는 양의 절반도 채 되지 않죠. 샐러드를 먹으면 헛헛한 이유가 적정한 단백질과 탄수화물 양을 충족하지 못하고 잎채소만 잔뜩 먹어서일 확률이 높아요. 그리고 시판 샐러드는 당류가 많이 함유된 드레싱이 더해져 포만감 없이 칼로리만 높은 경우도 빈번하고요.

그렇다면 직접 식사를 준비하면 어떨까요? 초격차 식단으로 권장되는 탄수화물과 단백질을 모두 채워도 음식의 무게는 약 200g에 불과하니, 평범한 밥 한 공기보다 가벼워요. 두 영양 요소가 충족되면 어느 정도 포만감을 줄 수는 있지만 여전히 4~6시간을 음식 생각 없이 버티게 해줄 만큼은 아닐 거예요. 사실 턱없이 부족하죠! 공깃밥 하나 정도로 우리의 위장을 채우라니… 그래서 이 부분을 **건강하고 칼로리가 낮은 채소로 가득 채워 충분히 배부르게 먹어야 합니다.** (자세한 식단 구성은 Part 3에서 소개할게요!)

제가 다이어트 식단을 유지하며 가장 즐겨 먹던 식재료 중 하나가 애호박이에요. 매끼 애호박 하나를 다 먹었는데, 보통 애호박의 무게는 약 400g 정도 되고 칼로리는 130kcal 내외예요. 어쨌든 추가 칼로리를 섭취하니 안 먹는 것보다는 살이 더 찔 것 같지만 장기적으로는 오히려 살이 빠지는 데 도움이 됩니다. 그 이유가 무엇일까요?

첫째로 음식에 대한 의존도를 낮춰 결국 섭취하는 총칼로리양을 줄일 수 있어요. 끼니를 배부르게 먹지 않으면 계속 음식 생각에 집착하게 됩니다. 닭가슴살과 고구마 한 덩이를 먹고 1시간 정도 지나면 조금씩 허기가 져 왠지 아몬드 몇 알은 괜찮을 것 같고, 라테 한 잔 정도는 큰 지장이 없을 것 같고, 주변에서 과자 한 봉지를 뜯으면 몇 조각은 상관없을 것 같아 소위 '줍먹'이 이어지게 됩니다. 이것을 방지하기 위해서는 매끼 음식을 그릇 가득 채워 든든하게 먹어야 해요. 그리고 일과에 집중하고, 다음 식사 시간까지 추가적인 음식 섭취를 제한하는 것이 다이어트 성공의 관건이에요.

우리 뇌는 지속적인 상기 작용에 굉장히 약해요. 배가 고프면 당연히 음식을 자꾸 떠올리죠. 실제로 음식을 바로 먹지 않는다고 해도 머릿속에 음식, 음식, 음식에 대한 생각이 자꾸 떠오를수록 다음 식사에서 통제력을 잃을 확률이 높아요. 누구에게나 해당되는 이야기예요! 흔히 마트에는 너무 배고픈 상태로 가지 말라는 말도 있잖아요. 우리의 심리적인 취약점을 받아들이고 꼭 포만감 있게, 한 끼를 채워 먹을 의무가 있는 거예요.

둘째, 다양하고 맛있는 식재료를 즐기며 다이어트 식단의 스트레스를 줄일 수 있어요. 단백질과 탄수화물 식재료에 다양한 채소를 조합하면 다이어트 중이라는 사실을 잊을 만큼 무궁무진한 음식을 먹을 수 있죠. 무에 따스한 가쓰오부시 육수를 더하면 추운 날 몸이 따뜻해지는 맑은 국을 즐길 수 있고, 양파와 살사 소스, 샐러드를 더하면 멕시코 요리를 먹는 기분을 낼 수 있어요.

셋째, 변비를 예방할 수 있어요. 음식의 양이 부족하면 가장 먼저 몸에서 보내는 신호가 '변비'예요. 변비는 각종 질병의 원인이 될 수 있고, 일상생활에 큰 불편감을 야기하며, 쉽게 만성화되는 경향이 있으니 미리 주의해야 해요.

다이어트 식단이 배고프고 맛없으면 우리는 다이어트에 성공할 수 없어요. **배부르게, 즐겁게, 맛있게 매끼를 마음 가득 즐겨야 건강하고 가벼운 몸을 만들 수 있답니다.**

# Q 다이어트의 불청객, 변비는 어떻게 다스리나요?

A 다이어트를 시작하고 먹는 음식 양을 줄이면 가장 먼저 몸에 오는 흔한 반응 중 하나가 '변비'예요. 대변이 제때 배출되지 못하고 장에 오래 쌓이면 가스를 뿜어 몸에 악영향을 줍니다. 피부도 나빠지고, 면역력이 저하되며, 심한 경우 대장암을 유발하는 용종의 원인이 되기도 하죠.

변비가 생기는 이유는 충분히 식사하지 않았기 때문입니다. 단순히 덜 먹고 굶으면 실제로 대장에 변의 크기를 형성할 수 있는 덩어리가 생기지 않아 직장벽이 변의를 감지하지 못해 배변 활동이 일어나지 않아요. 음식 양을 크게 줄이며 절식할 때나 단백질 셰이크 등으로 식사를 대체했을 때, 또 수분을 극단적으로 섭취하지 않을 때 변비가 쉽게 발생하죠.

문제를 해결하기 위해서는 좋은 식재료를 충분히 먹고 물을 많이 마셔야 해요. 프로틴 바 하나로 끼니를 때우거나 손바닥만 한 접시에 음식을 담아 먹는 것은 단기적인 체중 감량에는 도움이 될 수 있지만 장기적인 신체 건강과 대사 유지에는 심각한 무리를 줍니다. 적절한 식이 섬유를 섭취하기도 어렵고요. 초격차 식단에서 소개하는 방식대로 충분한 양의 자연 채소를 먹는다면 변비를 걱정할 일은 없을 거예요. 그리고 물을 자주 마시는 것도 도움이 됩니다.

여기에 유산균을 꾸준히 섭취하는 것을 추천해요. 유산균의 장점에 대해 나열하자면 책 한 권도 모자라지만, 배변 활동에 도움을 주고 면역력을 높여주죠. 물론 유산균 먹는 양에 비례해 장이 더 건강해지는 것은 아니에요. 국내 출시된 유산균 제품은 보장균수 기준으로 1억 마리부터 4500억 마리까지 들어 있어요. 즉 어떤 제품은 다른 제품을 4500회 먹는 것과 수치상으로는 같은 수준이라는 의미이므로 100억 마리 유산균 제품을 하루에 10번 먹는다고 해도 큰 탈이 나지는 않아요.

저는 100억 마리 이상의 유산균 함량 제품으로 분말형과 캡슐형을 서너 종류씩 매일 먹고 있어요. 특히 분말형 유산균은 식사 후 달콤한 디저트가 생각날 때 한 포 털어 넣으면 간식을 대체할 수도 있어 일석이조예요. 유산균 제품은 종류가 정말 다양한데요, 저는 특정한 제품을 고집하지 않습니다. 유명 제약 회사의 제품을 늘 바꿔가며 프로바이오틱스, 신바이오틱스, 포스트바이오틱스 등을 다양하게 먹습니다.

# Q 적게 먹는데도
살이 빠지지 않아요

**A** 글쎄요, 당신은 적게 먹지 않습니다! 대부분의 사람들은 자신이 먹는 음식물의 양을 과소평가해요. 미국의 한 연구에서 비만 환자를 대상으로 하루에 1000kcal 내외를 섭취하게 한 뒤 스스로 통제하도록 한 결과, 모두 1000kcal 가이드를 지켰다고 보고했으나 실제 평균 섭취량은 2400kcal 내외였죠.

그 원인은 다양한데요. 건강식을 먹는다고 생각하며 아몬드 등의 고칼로리 견과류를 지나치게 많이 먹는 경우, 매끼 식사는 정량을 지켰으나 공복감으로 음료수나 과일 등의 추가 칼로리를 섭취하고 크게 인지하지 못하는 경우 등이 대표적이에요. 식사량을 결정하는 것은 의지력보다는 호르몬으로 인한 생물학적 욕구에 더욱 가깝습니다.

식사량을 정확히 확인하는 가장 효과적인 방법은 '입에 넣는 모든 것을 사진으로 찍어 기록하기'입니다. 혼자 볼 수 있는 인스타그램 계정을 개설해 이곳에 섭취한 음식물을 찍어 올리면 한눈에 본인의 식습관을 시각화할 수 있죠. 당당하게(?) 먹은 샐러드뿐만 아니라 냉동실을 열고 한 숟가락 퍼 먹은 아이스크림, 한 줌 집어 먹은 아몬드, 반 컵 따라 마신 두유, 카페에서 친구와 마신 시럽을 뺀 저지방 아이스 라테까지 모든 음식을 찍어 올리면 본인의 식사 습관과 횟수, 식사량을 온전히 확인할 수 있습니다. 남들에게 '나 이렇게 먹는다'고 자랑하는 것이 아니라 여러분 스스로에게 먹은 음식을 시각화해 보여주고 인지시키는 것이 목적입니다.

자신이 먹은 모든 음식을 시각화해 스스로 통제력을 강화하는 것은 심리적인 스트레스를 오히려 줄이고, 다이어트를 지속하게 하는 큰 응원 동기로 작용합니다. 시간이 흐를수록 조금 더 정비되어가는 식사량과 횟수를 체감하게 될 거예요. 편의상 식사량과 형태를 한눈에 볼 수 있는 인스타그램을 제안했지만 다른 아이디어가 있다면 무엇이든 좋습니다. 단, 사진 없이 글로만 메모하는 것은 결코 추천하지 않아요. 시각화한 이미지의 힘을 빌려 스스로에 대한 통제력을 강화해보세요.

＊저의 식사 일기는 인스타그램
@julia_superdiet에서 확인하세요.
#초격차식단 #초격차다이어트

글쎄요,
당신은 적게 먹지
않습니다!

대부분의
사람들은 자신이
먹는 음식의 양을
과소평가해요.

# 다이어트에도
# 집중 기간이
# 필요하다

　　건강하고 바른 식단과 운동하는 습관은 평생 지속해야 할 과제예요. 하지만 평생 다이어트를 해야 한다면 왠지 숨이 막히죠. 이 책은 다이어트에서 벗어나기 위한 건강한 체지방률을 만들기 위해 쓰였어요. 그렇다면 어느 정도 기간을 잡고 체지방 감량을 진행해야 가장 효과적일까요?

　　대답에 앞서, 자신의 성향을 판단하는 것이 가장 중요해요. 어떤 사람은 일상에 크게 영향을 주지 않으며 천천히 느슨하게 한 달에 1kg씩만 꾸준히 1년간 빼겠다는 목표를 잡을 수도 있고, 누군가는 3개월 동안 10kg을 바짝 감량하고 그 체중을 지켜나가겠다고 생각할 수도 있습니다. 결과적으로 본인의 라이프스타일에 맞게 감량에 성공한다면 무엇이 더 낫다고 말하긴 어렵습니다.

하지만 통제력이 치밀하지 않은 사람이라면 일반적으로 6개월이 넘어가는 다이어트는 추천하기 어려워요. 조금 더 여유 있게 식단과 운동을 실천한다고는 하지만 그 '조금'이 어느 정도인지 스스로를 다잡기가 어렵습니다. 체지방이 빠질 만큼의 부하를 주지 못할 확률이 높고, 그러면 결국 몸무게는 제자리에 있기 때문이죠. 또 집중적인 체중 감량 기간이 지나치게 길어지면 일상생활에서 피로도가 높아질 수 있어요.

그보다는 **최소 3개월에서 6개월 정도의 다이어트 집중 기간을 설정하기를 바랍니다. 이 기간 동안 매달 체중의 2~5%를 감량하는 것은 몸에 무리를 주지 않으면서도 효과적으로 다이어트를 하는 방법이에요.** 아무래도 다이어트 기간에는 주변 사람들의 협조를 구하고, 불필요한 외식을 최소화하고 도시락이나 집밥을 통해 스스로 식단을 통제하며, 시간이 생길 때 유산소 중심의 운동으로 체지방을 확 낮추는 것이 더 효율적이죠.

키가 160cm에 몸무게 75kg인 비만 여성이 20kg을 감량하겠다고 한다면, 한 번에 모든 것을 이루겠다는 욕심은 조금 내려놓고 두세번에 걸쳐 목표 체중에 도달하는 것이 더욱 건강한 방식이에요. 최초 3개월간 집중적으로 15kg 정도를 감량하고, 몇 개월간 유지어터로 추가 감량 없이 체중을 유지하며 힘을 충전하다가 또 3개월간 5kg을 추가로 감량해 나가는 식이 더욱 효과적이죠. 당연하게도 몸무게가 줄어들수록 체지방 감량 속도는 다소 낮아집니다. 중간중간 쉬어가며 여성은 20~25% 정도, 남성은 15~20% 정도의 체지방률을 지닌 몸을 만들면 건강하고 예쁜 몸으로 변할 수 있어요.

# 잘 자야
# 체지방이 쭉 빠져요

식단과 운동의 효과를 극대화하는 화룡점정은 바로 '잠'입니다. 잠을 알맞게 자야 빠른 속도로 체지방을 태울 수 있어요. 제대로 푹 자지 못하면 다음 날의 바이오리듬이 깨지고 음식과 운동, 기분까지 일상생활에 폭넓은 악영향을 미쳐요. 수면과 식욕의 상관관계를 밝히기 위해 미국 스탠퍼드대학교에서 연구한 결과, 수면 시간이 7시간 미만이면 비만 위험이 증가하는 것으로 밝혀졌어요. **특히 칼로리를 제한하는 다이어트 상태에서 수면 시간이 6시간 이하일 경우, 지방 감소량이 낮아지고 근육 손실이 커집니다.**

수면은 식욕을 조절하는 호르몬 분비에 영향을 줍니다. 수면 시간이 짧아질수록 스트레스 호르몬인 코르티솔Cortisol 수치가 높아지며, 식욕을 자극하는 호르몬인 그렐린Ghrelin이 증가하고, 포만감 호르몬인 렙틴 Leptin이 감소하죠. 늘 허기가 지고 아무리 먹어도 포만감을 느끼지 못하는 상태가 되어 음식을 먹더라도 스스로 칼로리를 제한하는 것이 굉장히 어려워져요.

또 2004년 옥스퍼드대학교 연구에 따르면 수면 시간이 지속적으로 부족할수록 음식에 대한 뇌의 보상 반응이 활발한 것으로 나타났어요. **잠을 덜 잘수록 간식을 원하게 되고, 당 함량이 높은 음식을 선택하는 경향을 보였죠.**

이렇게 잠을 못 자면 달콤한 음식 위주로 식탐이 많아지는데, 심지어 체내 당의 대사도 영향을 받아요. 수면 부족은 혈당에 대한 인슐린 반응을 어렵게 만들어, 비만과 당뇨병의 원인이 되게 합니다. 따라서 당이 에너지로 사용되지 못하고 지방산으로 쉽게 변환되어 우리 몸에 축적되고, 결국 체중 증가로 이어지는 것이에요.

그러니 늦은 밤 스마트폰은 멀리 두고 잠들기 편안한 침실로 꾸며보세요. 자기 전 가벼운 스트레칭과 명상도 스트레스 수치를 낮추고 몸을 이완하는 데 큰 도움이 됩니다. 꿀잠을 자면 성장 호르몬과 멜라토닌이 분비되어 세포의 신진대사를 돕고, 강력한 항산화·항암 작용으로 우리 몸을 보호해줄 수 있어요. 피부가 좋아지며 체지방 연소에도 도움이 되는 것은 물론이지요!

# 당분간
# 단맛은 안녕

스트레스와 달콤한 음식의 연결 고리를 끊으세요. 입맛과 식습관은 모두 각자의 사정이 다르겠지만 이 부분만큼은 가장 단호하게 말하고 싶어요. 지금뿐만 아니라 오랜 시간 후 미래의 모습을 위해서도 당장 실천해야 해요!

가장 먼저, 우리가 흔히 말하는 '당 떨어진다'는 표현은 사실과는 거리가 멀어요. 우리 몸은 항상성을 유지하기 위해 인슐린을 통해 혈당을 계속 관리하고 있어요. 스트레스를 받는다고 저혈당이 되는 일은 거의 없죠. 당뇨병 등 특별한 질병이 있지 않은 상태라면요. **그냥 힘들다는 핑계로 단 음식이 먹고 싶은 거예요.**

그렇다면 스트레스를 받을 때 왜 단 음식이 먹고 싶을까요? 설탕은 체내로 쉽게 흡수되어 혈당을 빠르게 올리고 포도당을 공급해 두뇌 활동이나 원기를 회복시켜요. 기분을 좋게 만들고 힘도 내게 하는 좋은 에너지원이죠. 하지만 설탕은 그 자체로 소비되기보다는 음식의 맛을 내는 부재료로 사용되어 포만감 없이 잉여 칼로리를 섭취하게 하는 문제가 있어요. 뿐만 아니라 단맛을 반복적으로 섭취하면 단맛에 대한 역치가 높아지고 정신적인 의존성까지도 심화됩니다.

미국의 한 연구에서 쥐에게 달콤한 쿠키를 주었더니 쥐가 단맛에 의존해 설탕을 갈망하고 적정량 이상으로 음식을 폭식하며, 쿠키를 주지 않으면 일상 행위에 집중하지 못하는 등의 금단 증상이 나타나는 의존성을 보인다는 사실이 확인되었어요. 단맛의 음식을 먹으면 우리가 무언가를 더 좋아하고 더 원하게 하는 신경 전달 물질인 도파민과 행복 물질인 세로토닌이 다량으로 생성되는데, 문제는 도파민과 세로토닌도 내성이 생긴다는 것이죠. 점점 더 큰 판돈을 걸어야 스릴을 느끼는 도박처럼요! 뇌의 보상 중추는 더 강한 단맛, 즉 더 많은 설탕을 갈망하게 됩니다.

미국에는 특히 설탕과 관련된 연구 결과가 많은데요. 교환 학생으로 미국에 갔을 때 쿠키와 도넛이 한국에서 먹던 것과 비교해 정말 충격적일 정도로 달았던 기억이 있어요. 너무 달아 맛도 느낄 수 없었고 오히려 구역질이 날 정도였으니까요. 하지만 많은 미국인들은 어린 시절부터 단맛에 훨씬 더 반복적으로 노출되어 그 정도 맛이 기본이 된 것이죠. 그래서 설탕이 미국 국민 건강을 해치는 주범으로 크게 지목받는데, 연구 결과 당류 섭취가 증가할수록 당뇨병, 대사 증후군, 관상 동맥 질환, 심장 질환 등의 발병률이 유의미하게 증가합니다.

제 주변에도 스트레스를 받으면 꼭 단 음료나 과자, 케이크를 먹는 친구가 있어요. 그렇지 않으면 손발이 떨리고 일에 집중이 안 되며 우울해진다고 합니다. 이것은 육체적인 질병보다는 정신과적 질환입니다. '설탕 중독'이라고 부르는 정신과 진단명이 존재하는데, 신체적이고 심리적인 원인에 의해 단 음식을 끊임없이 찾아 먹는 상태를 말해요. 우리를 옥죄는 질병은 반드시 고쳐야 합니다. 결국 건강을 악화시키고, 우리 몸을 더 망가뜨리고, 잠시 케이크를 먹으며 행복했던 감정과 정신을 더 깊이 우울하게 만드니까요.

만약 과체중 또는 비만이면서 단맛을 매우 좋아한다면 달콤한 음식을 통한 보상 심리를 극복해보세요. 가장 쉽게 의존에서 벗어나는 방법은 대체 감미료를 먹거나 건강한 간식을 먹는 것이 아니라 **한번에 아예 끊어버리는 과감함이에요.** 지금 이 책을 읽으며 고쳐야겠다는 생각을 하는 것이 바로 첫걸음입니다. 그렇지 않으면 평생 시달려야 해요.

달콤한 음식은 결코 우리의 정신을 맑게 하거나 집중력을 올리지 않아요. 만약 그렇다면 수험생들은 매일 케이크에 캐러멜 마키아토를 마시며 공부하겠지요. **잠깐의 달콤한 즐거움 끝에는 빠르게 증가하는 체지방만이 남습니다.** 디저트 속의 단당류, 음료 속의 액상 과당과 단순당은 빠르게 흡수되어 지방으로 차곡차곡 저장됩니다. 그리고 건강에 아주 해로운 영향을 미치죠.

스트레스를 받을 때, 자신만의 특별한 리추얼Ritual을 만들어보세요. 촉각에 예민한 사람이라면 슬라임을 가지고 노는 것도 좋고 마사지를 받는 것도 훌륭한 선택이에요. 케이크 한 조각보다 마사지가 더 비싸지만 결국 살찌고 건강이 악화되어 지출하는 비용에 비하면 아주 합리적이에요. 다도에 관심이 있다면 멋진 차 도구를 집에 들여놓고 고요하고 차분하게 '차 마시는 시간'을 즐겨보세요. 좋아하는 음악을 크게 들으며 침대에 잠시 누워 휴식을 취하거나 예쁜 길을 천천히 걸어도 좋아요. 시장이나 마트에 가서 신선한 식재료를 보며 어떤 음식을 먹을지 생각하는 것도 좋은 스트레스 해소법이에요.

지금, 이 책을 읽고 있는 바로 이 순간이 단맛을 끊기 가장 좋은 시점이에요. 정확히 말하면 단맛에 대한 정신적인 의존이지요. 당신은 단맛의 노예가 되기엔… 훨씬 더 강한 사람이에요!

잠깐의 달콤한
즐거움 끝에는
빠르게 증가하는 체지방만이
남습니다.

# Q 군것질을 참는 효과적인 방법이 있나요?

**A** 한마디로 '없다'고 말할 수 있습니다. 집에 있는 온갖 간식을 가져다 버리는 것이 가장 효과적인 방법이에요. 다이어트용 저칼로리 간식도 구매하지 마세요!

미국 비만 개선 리얼리티 쇼를 보면 트레이너가 집으로 찾아와 냉장고와 선반을 열고 온갖 아이스크림과 과자를 모두 꺼내 쓰레기통에 버리는 장면으로 시작하죠. 음식이 너무 아깝지만 사실 일리가 있는 행동입니다.

일반 과자만 나쁜 게 아니에요. 저칼로리, 저지방, 단백질 중심의 군것질 거리도 똑같아요. 하나도 나을 게 없습니다. 다이어트를 결심하고 인터넷에서 무의식적으로 이런저런 내용을 찾다 보면 우리의 검색 정보가 수집되어요. 그래서 우리는 아주 쉽게 다이어트 제품 광고에 노출되죠. 다이어트를 결심하고 나면 갑자기 8kcal 곤약 젤리, 한 통에 280kcal인 아이스크림, 단백질이 8g 들어 있는 초코볼, 설탕과 밀가루를 넣지 않은 스콘, 저칼로리 짜장면, 곤약 떡볶이 등 다이어트용 '속세의 음식들'이 당신을 유혹할 거예요. 왠지 좀 더 건강하고 죄책감이 없을 것 같아 주문해볼까 생각하게 되죠. 반복된 광고에 홀려 결제 버튼을 누르는 순간, 그 제품들은 모두 당신의 뱃속으로 들어가기 위해 줄을 서게 됩니다.

"혹시 딱 한번 아이스크림을 먹는다면 그 유명한 31가지 맛 아이스크림보다는 저칼로리 아이스크림이 낫지 않을까?"

논리적으로는 합당할 수 있지만 우리의 행동 심리는 그렇게 단순하지 않아요. 결국 아이스크림을 주문하게 되고 다음 날 아이스크림이 도착했을 때 '한입 맛이나 볼까' 하며 반 통을 먹고, 자려고 누웠다가 '저칼로리 아이스크림인데…' 하며 또 반 통을 먹으며 추가적인 간식 섭취가 반복되어요. 집에 있는 음식은 아주 쉽게 우리의 몸으로 들어옵니다.

군것질이 아주 귀찮고 번거로운 환경으로 만드세요. 집에 초콜릿도, 아이스크림도, 젤리도 없어 굳이 옷을 갈아입고 편의점까지 가야 하는 환경을요. 그것만으로도 한밤중 간식과 야식을 먹어야겠다는 지독한 열정이 사라질 거예요. 너무 배가 고파 미칠 것 같을 때 먹을 수 있는 방울토마토만 냉장고에 넣어두세요. 너무 팍팍하다고요? 아니에요. 그래야 빨리 원하는 목표의 체지방률에 도달할 수 있고, 덜 고생할 수 있으며, 그래서 더 오래 자유롭고 건강한 몸 상태를 유지할 수 있어요.

**더 건강하고 가벼워지고 싶은 당신의 열망을 착취하며 불필요하게 돈을 쓰게 하고 목표로부터 더 멀어지게 만드는 제품들을 거부하세요.** 그리고 사실 대부분 맛도 별로 없답니다. 나중에 어느 정도 성취를 이루었을 때, 진짜 원했던 것을 먹자고요. 물론 그때가 되면 지금까지의 성취가 아까워 그만큼 먹고 싶은 마음도 줄어들긴 해요. 그럼 더 좋겠지요?

최소 3개월에서
6개월 정도의
다이어트 집중 기간을
설정하기 바랍니다.

이 기간 동안 매달 체중의
2~5%를 감량하는 것은
몸에 무리를 주지 않으면서
효과적으로 다이어트를
하는 방법이에요.

# 2

# 당신을
# 실패하게 만든
# 다이어트의 비밀

다이어트가 어려운 이유는 무엇일까요? 다이어트를 돕는
것처럼 위장한 채 우리를 방해하고 실패하게 만드는 잘못된
상식과 제품들 때문일지도 몰라요. 탄수화물을 먹지 말아야
한다거나 하루에 물을 몇 리터씩 먹어야 한다는 속설,
또 일주일에 5kg씩 살이 빠진다는 다이어트 보조제 등
잘못된 다이어트의 비밀을 파헤쳐봅니다.

# 탄수화물은
# 우리의 적이 아니다
# 골고루 적당히

다이어트를 시작하면 영양학적 지식이 있든 없든 가장 먼저 탄수화물을 줄이려고 해요. 밥은 반 공기만 먹기, 샌드위치에서 식빵 가장자리 떼고 속만 먹기, 파스타 대신 샐러드 주문해 먹기. 정확한 원리는 몰라도 이렇게 하면 왠지 다이어트를 잘하는 것 같다고 많이 오해합니다. 이 방법은 반은 맞고 반은 틀려요. 한국인은 대부분 탄수화물을 충분히, 혹은 과다하게 섭취합니다. 그래서 식사에서 탄수화물 양을 줄이는 것은 좋은 선택이에요. **하지만 탄수화물을 너무 줄이면 오히려 체지방 연소에 악영향을 줍니다.**

탄수화물은 죄가 없습니다. **사실 탄수화물은 우리 몸에 에너지를 공급하는 '가장' 중요한 에너지원이죠.** 섭취한 대부분의 탄수화물은 포도당으로 전환되어 대사에 이용하는데, 특히 적혈구와 뇌세포, 신경세포는 거의 포도당만을 에너지원으로 사용하기 때문에 인체에 꼭 필요합니다. 몸을 움직이고 활동을 하게 해주는 근육도 탄수화물, 즉 포도당을 사용해 에너지를 얻어요. 근육 내 글리코겐의 형태로 저장되어 중요한 순간에 힘을 내게 합니다. 그래서 탄수화물을 먹지 않으면 무거운 물건을 들 힘이 없는, 진이 빠지는 상태를 경험하게 되는 것이에요.

이외에도 탄수화물은 체내의 단백질을 보호하는 기능이 있어요. 예를 들어 적혈구에서 포도당이 필요한데 탄수화물을 먹지 않는다면 우리 몸은 생명 유지를 위해 단백질을 분해해 포도당을 합성하는 일종의 비상 상태에 들어가게 됩니다. 그래서 근육이나 신체 장기에 있는 단백질이 분해되는 '당신생'이 일어나게 되는 것이죠. 근육량이 줄어들면 기초대사량이 낮아지고 결국 요요 현상이 오기 쉬운 몸이 되어요.

또한 지방이 분해되는 과정에서도 탄수화물이 필요합니다. 살을 빼기 위해 지방을 태우려면 먼저 지방을 태울 수 있는 불씨가 필요한데, 이 부분을 탄수화물(피루브산Pyruvic acid)이 담당하기 때문이에요. 적정한 탄수화물을 먹지 않으면 효과적으로 지방을 연소하기 힘들어요.

제 주변에도 다이어트로 오랜 기간 강박을 가지고 힘들어하는 친구가 있어요. 이 친구와 같이 식사를 하면 극단적으로 탄수화물을 거부합니다. 예를 들어 샐러드를 먹으러 가도, 샐러드와 함께 나오는 빵 한 조각이나 삶은 통곡물조차 빼달라고 할 정도예요. 아이러니하게도 그녀는 이렇게 식사를 하고 나서 '일에 집중할 수 없다', '기운이 없고 우울하다'며 결국 케이크나 쿠키 등을 먹곤 합니다. 그리고 또 군것질을 했다고 자책하고요. 최악의 순환 구조인 것이죠. 적정량의 잡곡밥 같은 복합 탄수화물을 먹고, 설탕과 밀가루 등 단순당의 섭취를 최소화해야 하는데 욕구를 억제했다가 결국 탄수화물을 끊지 못하고 좋지 않은 방식으로 해결하는 것이지요.

몸에 필요한 최소한의 탄수화물을 매끼 꼭 섭취하세요. 탄수화물은 신체의 필수적인 활동에 도움을 주고, 우울감이나 무력감을 방지하며, 더 나아가 지방이 연소되는 환경을 만들 수 있도록 도와줍니다. 따라서 잘못된 상식으로 인한 무탄수화물 또는 저탄수화물 식단은 지양해주세요.

# 저탄수화물
# 고지방 키토 다이어트
# 도움이 될까?

최근 키토제닉Ketogenic 또는 키토Keto 다이어트가 크게 유행하고 있죠. 김밥집만 가도 '키토 김밥'이라며 밥 대신 달걀지단을 넣어 만든 김밥을 판매할 정도니까요. 그런데 많은 분들이 완전히 잘못 알고 있는 부분이 있습니다. 키토제닉 다이어트의 핵심은 저탄수화물 고지방(LCHF, Low Carbohydrate High Fat) 다이어트예요. 단백질을 훨씬 더 많이 먹어야 한다는 말은 어디에도 없어요.

평균적인 한국인은 하루 총 섭취 칼로리 중 60%를 탄수화물, 20%를 단백질, 20%를 지방에서 얻어요. 키토제닉 다이어트는 이 구성을 탄수화물 10%, 단백질 25%, 지방 65% 정도로 바꾸라는 의미예요. 고기를 더 먹어야 할 이유가 전혀 없죠. 하지만 많은 사람들이 고기를 10인분씩 배가 터지도록 구워 먹으며 살이 빠지기를 기대합니다. 원래는 탄수화물 대신 엄선된 양질의 지방 공급원을 섭취해 체내 에너지 소비 방식을 바꾸자는 의미예요.

　　제 주변에도 키토제닉 다이어트를 실천한 사례가 정말 많았어요. 하나같이 '초반 일주일은 몸무게도 많이 줄고 무엇보다 고기를 마음껏 먹을 수 있어 스트레스도 덜 받는다'고 이야기했죠. 하지만 궁극적으로 체지방 감량에 성공한 사람은 굉장히 드물어요. 해외에서도 초고도 비만 환자들을 대상으로 했을 때 성공적이라는 의미였고, 과체중이나 경도 비만에서는 큰 효과가 없거나 오히려 살이 쪘다는 보고도 흔합니다.

　　살이 잘 빠지지 않는 정도면 그나마 다행입니다. 탄수화물을 제한하고 지방 섭취를 급격히 늘리면 체감할 정도로 운동 능력이 줄어들며 일상생활에 지장을 줄 정도로 피로해집니다. 신장에 스트레스를 주고 심혈관 관련 질병의 위험을 높이며 두통과 어지럼증, 메스꺼움 등이 동반됩니다. 키토제닉 다이어트와 입 냄새는 연관 검색어일 정도로 구취가 심해지기도 하죠. 포화지방과 트랜스지방의 과도한 섭취, LDL 콜레스테롤의 증가, 심장병과 동맥 경화의 위험성이 상승하며 특히 불포화지방산의 산화(산패)에 의해 대장암 유병률도 유의미하게 높아진다는 연구 결과가 있습니다.

　　무엇보다 지속적으로 실천하기가 어렵습니다. 탄수화물을 거의 먹지 않고 단백질 양도 많이 늘리지 않으며 지방 위주로 먹을 수 있는 요리는 굉장히 드뭅니다. 일반 직장인이나 아이를 돌보는 전업주부 등 머리를 쓰고 체력이 필요한 사람들에게 정말 가혹합니다. 사회생활도 힘들고 음식을 준비하거나 찾아 먹기도 힘들며 감정적으로도 큰 도전을 받게 됩니다.

키토식을 통해 체중 감량을 목표로 한다면 최소 2~3개월 이상 같은 식단을 유지해야 해요. **며칠 고기 잔뜩 먹으면서 '탄수화물을 안 먹었으니 살이 안 찔 것'이라고 생각하면 무조건 실패합니다. 그건 그냥 며칠간 꽃등심, 삼겹살, 회를 포식한 것일 뿐이에요.**

그럼에도 사람들이 많이 시도하고, 초반에 체중이 감량되는 것처럼 보이는 이유는 무엇일까요? 바로 체수분이 빠른 속도로 빠지기 때문입니다. 탄수화물이 근육 내에 글리코겐의 형태로 저장될 때 수분이 3~4배 필요해요. 저탄수화물 고지방 식단을 하면 글리코겐이 빠지게 되며 그 무게의 3~4배가 함께 빠지는 것이죠. 하지만 수분을 빼는 것은 체지방과는 관련이 없을뿐더러 심지어 운동을 할 때 근육에 적절한 힘을 내지 못하게 되어 근 손실이 올 위험이 있어요. 근육이 줄어들면 결국 기초대사량이 줄어들어 같은 양의 음식을 먹어도 잉여 칼로리가 늘어나니 점점 더 적게 먹는 방법을 연구해야 합니다.

# 하루에
# 물 2리터 마시기
# 다이어트에 효과 있을까?

　물은 우리 몸의 **60%** 이상을 구성하며, 신체 대사와 기능을 원활하게 하는 필수적인 요소예요. 지방이 연소되는 데에도 수분이 필요하고요. 무엇보다 체수분이 부족하면 생명에 큰 지장을 받죠. 세계보건기구는 하루에 물을 1.5L에서 2L가량 섭취하라고 권장하고 있어요.

　하지만 하루에 물을 몇 리터씩 챙겨 먹는다고 체지방이 빠지는 것은 아니에요. 물은 목 마를 때 마시면 됩니다. 그러니 알람음을 맞춰두고 물을 챙겨 먹는 등의 고생은 굳이 하지 마세요. 살을 빼려면 물을 많이 마셔야 한다는 단편적인 지식으로 **한번에 지나치게 많은 물을 섭취하면 몸속 나트륨의 균형이 깨져 구역감이나 현기증, 근육 경련 등의 증상이 나타날 수 있어요. 몸에 홍수가 나는 셈이에요.**

　그렇다면 물을 제대로 마시는 방법은 무엇일까요? 체지방 감량에 도움이 될 것으로 기대하며 하루에 몇 리터를 마시겠다고 정해두고 마시는 것보다는, 일상적으로 음료를 마실 때 주스나 탄산수 대신 물을 마시는 것이 훨씬 중요해요. 많은 사람들이 주스나 탄산음료, 커피 등 다양한 '음료수'의 형태로 갈증을 해소합니다. 목이 마를 때 물을 마시지 않고 음료수를 마시면 자연스럽게 물 섭취량이 감소하는 것이죠.

물 대신 음료수를 마시면 대부분 칼로리를 더 많이 섭취해요. 캐러멜 마키아토 한 잔이 약 300kcal, 자몽 주스 한 컵이 약 200kcal인데 빠르게 혈당을 높이고 지방으로 전환되는 단순당, 즉 액상 과당을 다량 함유하고 있죠. **그래서 음료수를 자주 즐기는 사람이라면 이 부분을 물로 바꾸기만 해도 다이어트에 도움을 받을 수 있어요.**

한편 얼음물보다는 미지근한 물을 마시는 것이 건강에 이롭다는 말도 있어요. 하지만 의학적인 증거는 명확하지 않으니, 기호대로 마셔도 됩니다. 한편 격렬한 운동을 통해 체온이 많이 올라가고 땀을 흘린 상태라면 오히려 찬물을 마시는 것이 위에서 장으로 배출이 빨라서 흡수도 빠르고 중심 체온을 낮추어 지속적인 운동을 가능하게 하므로 더 좋아요.

평상시에는 물을 챙겨 마시지 않더라도, 운동하는 동안에는 틈틈이 물을 마시는 습관을 들여보세요. 한 연구에 따르면 운동 선수들에게 자발적으로 수분을 섭취하도록 했을 때 필요 수분의 60% 수준밖에 섭취하지 않는다는 결과가 나왔어요. 강도 높은 운동을 하면서 탈수가 진행되고 있음에도 목마름을 잘 느끼지 못해 스포츠 코치들은 선수에게 계속 수분을 공급하지요. 따라서 운동 중에는 의식적으로 수분을 섭취해 주세요.

# 저염과 무염식
# 체지방 감량에
# 도움이 될까?

 소금, 정확히는 나트륨이 건강에 좋지 않으니 소금 섭취량을 줄이라는 조언은 널리 받아들여지는 상식입니다. 사실 한국인이라면 평범한 식사를 하더라도 과다한 양의 나트륨을 섭취할 우려가 있죠. 나트륨은 우리 몸의 삼투압을 결정하는 요소인데, 나트륨이 과다하면 혈중 삼투압이 올라가서 부종이 생기고 수분으로 인한 혈액량이 증가하며 혈압도 올라갑니다. 혈관이 고혈압에 장기간 노출되면 심장과 심뇌혈관, 신장 등 주요 장기에 손상을 줄 수 있어 위험해요. 이외에도 위암이나 신장 결석, 골다공증의 원인이 된다는 연구 결과도 있어요.

 그렇다면 무염식을 하는 것이 건강에 더 이로울까요? 사실 3일만 무염식을 실천해도 몸무게는 줄어들어요. 단 하루 만에도 1~2kg 정도가 빠지는 듯 보일 수 있죠. 하지만 체지방량과는 아무 관계없이, 단순히 체내 수분량이 줄어든 것이라 다시 염분을 섭취하면 돌아오는 허상의 무게일 뿐이에요. 나트륨은 다소 적게 느껴질 만큼 적정량을 섭취하며 운동과 전체적인 식단 조절을 통해 체지방을 감량하는 것이 좋아요.

무염식을 고집하지 마세요. 생닭가슴살과 채소만 구워 먹으며 식단에서 소금을 극단적으로 줄이거나 제외하는 분들도 간혹 있는데, 이는 나트륨의 과다 섭취보다 더 건강에 치명적일 수 있어요. **나트륨은 신경 전달 기능, 적혈구 활동 지원, 위산 생성에 필수적인 요소예요.** 무염식 식단을 지속하면 두통, 구역질, 소화 장애가 일어날 수 있어요. 또 체내 나트륨이 너무 낮은 농도로 유지되면 나중에 조금만 간이 된 음식을 먹어도 몸이 심하게 부을 수 있습니다.

그렇다면 적정한 나트륨 섭취량은 어느 정도일까요? 식품의약품안전처의 나트륨 권장량은 성인 기준 1일 2000mg입니다. 제가 즐겨 먹는 닭가슴살 제품의 나트륨 함유량이 1팩당 600mg 정도이니, 한 끼에 닭가슴살 제품 하나씩을 먹는다면 염분을 추가적으로 섭취하지 않아도 이미 권장량의 상당 부분을 채우게 되죠. 여기에 가벼운 간장이나 시즈닝만으로도 충분한 염분을 섭취할 수 있습니다. 그래서 칼륨 함유량이 높은 식재료를 통해 체내 나트륨을 배출할 수 있도록 식단의 균형을 맞추는 것이 좋습니다. 브로콜리나 토마토, 녹색 잎채소 등에는 칼륨이 풍부하게 들어 있어 체내 나트륨을 배출해줍니다.

**초격차 식단을 참고한다면 소금을 줄이거나 무염식을 고집하지 않고도 적정한 균형을 맞춰 맛있게 식사할 수 있으니 복잡하게 생각하지 마세요.**

# 간헐적 단식
## 효과 있을까?

    간헐적 단식은 보통 하루 음식물 섭취를 8시간 이내에 모두 마치고 16시간 동안 제한해 공복 시간을 늘리는 방법을 말해요. **간헐적 단식이 체지방 감량에 도움 될 수는 있지만 더 중요한 것은 하루에 섭취하는 총 칼로리와 영양 성분의 구성입니다.**

    간헐적 단식을 통해 오후 6시에 저녁 식사를 마무리하고 이튿날 오전 10시까지 금식하면 스스로 야식의 유혹을 참아내는 데 좋은 기준이 될 수 있으니 다이어트에 나쁘다고 할 수는 없습니다. 하지만 간헐적 단식, 극단적으로는 1일 1식을 하면서 전혀 통제되지 않은 고칼로리 고지방 식사로 폭식을 한다면 아무 의미가 없겠죠. 오후 6시 이후 간식을 먹지 못한다는 생각에 저녁 식사로 짜장면에 탕수육, 치킨과 라면을 먹어 한 끼에 2000kcal 이상을 섭취한다면 간헐적 단식이 무슨 의미가 있을까요?

다이어트를 하다 보면 특히 늦은 시간, 허기를 느끼는 경우가 있습니다. 이때 간헐적 단식 같은 정보에 과도하게 집착하며 스스로를 옥죄지 말고 오히려 건강한 간식, 부담 없는 야식을 먹기를 권합니다. 달콤한 것이 먹고 싶을 때는 스테비아 토마토가 정말 좋은 선택이고, 짭조름한 것이 당길 때는 표고버섯 같은 향이 좋은 버섯을 살짝 팬에 구워 스테이크 시즈닝과 식초를 뿌려 먹으면 욕구도 해소하고 실제로 칼로리도 매우 낮아 죄책감도 별로 들지 않아요.

간헐적 단식이나 1일 1식 혹은 적은 양을 하루 다섯 끼로 나누어 계속 식사하기 같은 복잡한 룰에 얽매이지 마세요. 물론 당신이 불편하지 않다면 어떤 방법이든 상관없겠지요. 하지만 **체지방을 감량하는 식단 자체가 중요한 것이지 형식적인 시간이나 방법론은 그 이후의 문제입니다.**

# 다이어트 식단 속 오아시스
# 치팅에 속지 말아야 하는 이유

물론 초격차 식단은 숨막히지 않지만 어쨌든 빡빡한 다이어트 식단 속에서 한 줄기 빛이 있다면 그것은 바로 치팅데이죠! 하지만 치팅에 대해 정확히 알고 있는 사람은 드물어요. 치팅Cheating이란 원래 보디빌딩 선수 또는 마라톤 선수들이 혹독하게 절제된 식단 속에서 양질의 탄수화물을 보충해 근육 속에 저장된 글리코겐 양을 늘리는 방법입니다. 글자 그대로 **체중 감량 과정 속에서도 '걱정하지 마, 탄수화물이 고갈되어 죽을 일은 없으니 그대로 몸의 신진대사를 유지하도록 해!'라며 우리의 몸을 속이는 일이죠.**

우리가 먹는 탄수화물은 포도당으로 분해되며 글리코겐의 형태로 수분과 함께 근육에 저장되는데, 고강도 웨이트 트레이닝을 하면 글리코겐이 소멸되어요. 마치 차에 기름을 가득 주유하듯, 한 번씩 이 에너지를 가득 채워주는 방식이 치팅데이의 원래 목적입니다. 그러니 제대로 된 치팅은 단백질이나 지방을 많이 먹는 것이 아니라 **양질의 탄수화물을 충분히 먹는 것이죠**. 여러분이 알고 있던 치팅의 개념과 많이 다르지 않나요?

일상 속에서 우리는 치팅을 '아무 음식이나 마음껏 먹어도 괜찮은 날'이라고 흔히 생각합니다. 그동안 참았던 음식을 제한 없이 폭식하는 경우, 지금까지의 노력을 상당 부분 헛고생으로 만들 수 있기 때문에 조금 더 사려 깊은 생각이 필요합니다.

한 끼니는 흑백 논리처럼 성공 또는 실패로 구분되지 않아요. 다이어트 기간 동안 한 끼의 치팅은 좁게는 하루의 식사, 혹은 일주일의 식사에 모두 영향을 미쳐요. 체중 감량 또는 유지 목표에 따라 적절한 탄수화물과 단백질, 지방을 섭취하되 치팅을 하며 과하게 섭취되는 부분을 전후 끼니에 반영해주는 것이 필요합니다.

며칠 고기 잔뜩 먹으며
'탄수화물을 안 먹었으니 살이
안 찔 것'이라고 생각하면
무조건 실패합니다.

그건 그냥
며칠간 꽃등심,
삼겹살, 회를
포식한 거예요.

# 나쁜 치팅
# VS
# 좋은 치팅

아침     **다이어트 식단:**
닭가슴살 1개, 고구마 100g, 방울토마토 3개

---

점심     **다이어트 식단:**
두부 ½모, 현미밥 100g, 미역줄기볶음 2젓가락

---

저녁     **치팅:**
치킨 ½마리, 치즈볼 4개, 콜라 500ml,
로제 떡볶이 1접시, 핫도그 ½개,
티라미수 케이크 1조각, 초코 프라푸치노 1컵

이렇게 먹는다면 저녁은 폭식을 하며 칼로리를 과도하게 섭취하게 되어요. 먹는 순간은 즐거울지 모르지만 다음 날 후회가 밀려오죠. 현명하게 치팅을 하기 위해서는 식사 전 가장 먹고 싶은 메뉴를 미리 생각하고, 몇 가지는 제한하며 선택하는 것입니다. 위 사례에서는 치킨이냐 로제 떡볶이냐, 아니면 둘 다 포기할 수 없느냐가 되겠네요.

만약 치킨과 로제 떡볶이를 둘 다 꼭 먹어야겠다고 결심한다면 이렇게 하루 식사를 바꿔보세요.

**아침**　　　**다이어트 식단:**

　　　　　　닭가슴살 1개, 고구마 100g, 방울토마토 3개

---

**점심**　　　**다이어트 식단:**

　　　　　　두부 ½모,

　　　　　　미역줄기볶음 2젓가락,

　　　　　　구운 애호박 1개, 방울토마토 양껏, 샐러드 채소 듬뿍

> 탄수화물 제거, 포만감을 줄 수 있는 채소를 듬뿍 추가해 저녁 폭식을 방지해요.

---

**간식**　　　저녁 전 방울토마토와 셀러리

> 식사 전 건강한 간식을 먹는 것을 추천합니다!

---

**저녁**　　　**치팅:**

　　　　　　치킨 1조각, 치즈볼 1개,

　　　　　　로제 떡볶이 ½접시(떡 7개),

　　　　　　가위로 자른 핫도그 1조각,

　　　　　　티라미수 케이크 ½조각

> 과당이 함유된 음료는 반드시 피해주세요.

내 자신에게 조금만 신경 쓴다면 친구들과 같은 음식을 먹고 즐거운 수다를 떨면서도 충분히 체중 감량 식단 패턴을 유지할 수 있답니다.

# Q 줄리아는 치팅데이에 무엇을 먹나요?

A 앞서 이야기한 대로 '치팅'의 원래 의미는 양질의 탄수화물을 충분히 먹는 것입니다. 단백질이나 지방을 늘리는 것이 아니에요. 그래서 저는 치팅 음식으로 '스시 오마카세'를 좋아해요. 제가 집에서 만들기 힘든 요리이기도 하고, 좋아하는 사람과 한 점 한 점 스시를 먹으며 여유롭게 대화도 나눌 수 있어 가끔 즐겨요. 초격차 식단을 오랜 기간 유지하면 식재료 자체의 맛을 최대한으로 끌어낸 요리들이 더욱 매력적으로 다가와 스시가 더 맛있게 느껴지기도 해요.

이처럼 영양 성분을 파악하기가 단순한 치팅 메뉴를 선택하면 앞뒤 식단을 조절하기도 훨씬 쉽답니다. 스시는 좋은 단백질에 심플한 탄수화물 위주의 음식이죠. 그러니 스시를 먹는 날에는 전후 끼니를 느슨한 저탄수화물로 진행하면 다이어트 흐름에 전혀 지장을 주지 않으니, 스트레스나 압박도 훨씬 줄어듭니다.

물론 치팅 메뉴로 꽃등심을 구워 먹을 수도 있어요! 하지만 입에서 살살 녹는 고기를 100g만 먹는다는 것은 고통스러운 일이죠. 따라서 전후 끼니에서 단백질을 조금 줄이고 꽃등심 파티를 즐겨보세요. 저는 다이어트 기간에는 영양 성분이 쉽게 파악되지 않는 양념이 많은 음식은 지양하는 편입니다.

궁극적인 목표는 여러분이 자신만의 '좋은 치팅 메뉴'를 정말로 원하고 즐기는 것이에요. 조미료와 달고 짜고 매운맛으로 가득한 음식은 일시적인 즐거움을 줄 수는 있지만 그간의 노력을 아깝게 만드는 요소가 너무 많습니다. 점차 입맛을 개선해 나가는 과정을 즐겨보세요.

# Q 과식한 다음 날, 심한 자책감이 들며 후회해요 ㅠ.ㅠ

 **A** 사소한 계기로 스스로 통제력을 잃고 정신없이 폭식을 하면 큰 스트레스와 자책감을 느낄 수 있습니다. 자신을 너무 옥죄는 다이어트는 하지 마세요. 애초에 맛을 즐기고 포만감을 유지하는 초격차 식단을 따른다면 이런 자제할 수 없는 폭식은 거의 하지 않아요. 앞서 소개한 치팅 방식을 잘 이해한다면 먹고 싶은 음식을 적절히 먹으면서도 체지방을 감량해 나갈 수 있어요.

그럼에도 살다 보면, 내가 기준으로 삼은 양보다 더 많이 먹는 '과식'을 할 수 있어요. 하지만 이미 지나간 일에 대해서는 더이상 죄책감을 갖지 마세요.

보통 점심보다는 저녁 외식에서 폭식을 하게 되는데, 다음 날 새로운 마음으로 어제 식사에 어떤 영양소가 많았고 어떤 영양소가 부족했는지 한번 되짚어보세요. 고기를 잔뜩 구워 먹었다면 지방과 단백질을 많이 섭취했을 것이고, 파스타를 먹고 디저트를 다양하게 즐겼다면 대체로 탄수화물을 많이 먹었을 거예요.

지난 식사의 영양분이 정확하지는 않아도 대략적으로 이해가 되면, 다음 날 식사에 반영해 가벼운 하루를 만들어주세요. 탄수화물을 많이 먹은 경우 아침과 점심에는 탄수화물을 적게 먹으면서도 포만감을 유지하는 클린한 저탄수화물 식단을 추천합니다. 따로 탄수화물 요소를 챙기지 않은 샐러드나 구운 채소 위주로 충분한 식사를 해주세요.

지나간 일을 후회하는 것보다는 이러한 상황을 내가 관리할 수 있는 패턴 속으로 가져와 변화시켜야 합니다. 단지 다이어트에만 적용되는 문제는 아니고 사실 인생사 모든 문제에 해당되지요! 당신은 할 수 있어요. 고작 식사 한 끼인데요. 죄책감과 그로 인한 스트레스가 더 나쁩니다.

앞으로 외식할 때나 배달 음식을 시킬 때 통제력을 잃지 않는 방법에 대해 다시 한번 되새겨보세요. 여럿이 함께하는 자리라 메뉴 선택권이 없다 해도, 입 속으로 음식을 넣고 씹고 삼키는 것은 바로 당신이기 때문이에요. 접시에 미리 먹을 만큼만 덜어 먹는다거나, 식사 전 가벼운 채소를 먹고 가서 '배고파서 허겁지겁 먹는 일'을 방지하거나, 외식 메뉴에 따라 미리 이전 식사의 구성을 조절하는 방법 등 다양한 아이디어를 실천해보세요. 그리고 스스로를 많이 아끼고 칭찬해주세요.

# 일주일에 5kg
## 빠진다는 그 제품
# 당신의 다이어트를
## 실패하게 한다

SNS 광고에서 자주 보이는, 붙이고 있으면 운동이 된다는 근육 마사지기가 체지방 감량에 효과가 있을까요? 저는 이런 광고를 보면 가끔 화가 날 지경이에요. **누워 있는데 살을 빼주는 그런 상품은 세상에 없습니다.** 특히 전기로 근육을 자극한다는 EMS 마사지기를 배에 붙이고 가만히 누워 있다고 복근이 생기는 일은 일어나지 않아요. 광고에서는 이런 제품을 배에 올려놓고 전기 자극을 주는 것만으로도 수백 회 근육이 수축되어 전신 운동의 효과가 있다고 주장하지만, 이렇게 해서 지방이 연소된다면 왜 비만이 사회적 문제가 되었을까요?

체지방 연소의 과학적 원리는 복잡합니다. 먼저 체내 글리코겐을 소진한 뒤 체지방이 유리지방산으로 분해되며 근육으로 이동해 에너지원으로 사용되어요. 이 과정에서 중심 체온이 상승하고 맥박이 상승하며 적절한 호흡에 의해 산소가 공급되어야 하죠. **공짜는 없어요. 당신은 가**

**만히 앉아 있고, 기계가 운동을 시켜주는 세상은 아직 오지 않았어요.**

아무리 많이 먹어도, 지방을 분해해준다는 효소나 보조제를 먹으면 뱃살이 쏙 빠진다는 광고는 또 어떨까요? 비커에 비계를 넣고 효소를 섞은 뒤 지방이 녹았다고 광고하는데, 정말 우리 몸속 체지방도 그렇게 녹아 사라질까요? 호박차를 마시면 부기가 빠지고 날씬한 몸으로 변할까요? 녹차 카테킨 추출물을 먹으면 지방이 분해되어 배출될까요? 치아시드로 만든 영양 바를 먹으면 위에서 치아시드가 불어 식욕을 억제하고 다이어트에 도움을 줄 수 있을까요? 안타깝지만 그 어느 제품도 당신의 체지방을 빼는 데 별다른 효과가 없어요. 오히려 식품의약품안전처에 따르면 매년 다이어트 보조제 등의 이상 사례 신고 건수가 꾸준히 늘어나고 있다고 하니 주의해야 해요. 보조제 복용 후 소화 불량, 체중 증가, 가려움, 어지러움, 배뇨 곤란, 가슴 통증 등의 증상이 발생했고 고열과 두통을 동반한 피해 사례도 있습니다.

다이어트 시장은 그 규모가 엄청나요. 질병관리청이 국민 건강 통계를 분석한 결과 2020년 기준, 성인 세 명 중 한 명이 정상 체중보다 많이 나가는 '비만 전성 시대'에 살고 있죠. 2013년 7조 원대로 추산되던 다이어트 산업은 2020년 말 13조 원대 규모로 폭발적인 성장률을 보이고 있어요. 그만큼 다이어트를 하겠다는 사람들의 욕망을 파고든 수많은 상품들이 출시됩니다.

시중에 출시된 **그 어떤 다이어트 보조제나 제품으로도 체지방 감량에 성공할 수 없어요. 아무것도요! 그런 것은 단언컨대 없습니다.** 가장 중요한 것은 우리가 음식으로 섭취하는 칼로리와 운동을 통해 소모하는 칼로리입니다. 치킨에 곱창, 소맥을 먹고 가르시니아 캄보지아 추출물이 들어간 체중 감량 보조 제품을 먹는 것은 바닷물에 노란색 물감 한 통을 넣는 것과 같아요. 바다는 너무 넓고, 노란색 물감은 흔적도 없이 사라집니다. 가까이서 보면 노란색이지만 바다에 던져 넣으면 아무런 의미가 없지 않겠어요?

**오히려 이런 상품들은 다이어트를 실패하게 만드는 가장 큰 주범입니다.** 3일간 혹은 5일간 먹으면 살이 5kg 빠진다며 광고하는 대용식 제품도 흔히 볼 수 있죠. 이는 기본적으로 별다른 영양가가 없으며, 우리 몸의 기초대사량을 낮추고 심한 요요 현상을 오게 하는 초저칼로리, 절식 다이어트와 동일합니다. 돈은 돈대로 버리고, 배고픔을 참느라 고생하고, 결국 더 쉽게 살찌는 체질로 변해가는 거예요. 맙소사!

각종 아르기닌Arginine, L-카르니틴L-Carnitine, 크레아틴Creatine 등의 보조제가 필요하거나 효과적인 경우도 드물어요. 연구 결과를 기반으로 기능성을 자랑하지만 해당 연구는 매우 통제된 환경에서 진행되어요. 특히 운동 퍼포먼스, 지방 분해 등과 관련한 보조제는 대부분이 고강도 훈련을 반복하는 전문 운동선수들을 대상으로 연구하며 출시된 제품이라, 일반인이 생활 속에서 짬을 내 운동하는 경우에는 심리적인 플라시보 효과를 주는 정도에 불과하죠. 게다가 출시된 제품 중 상당수는 의약품은 고사하고 건강 기능 식품도 아니며 '액상차' 등으로 분류되어 있습니다. 즉 별 효과도 부작용도 없는 것들이 대부분이에요. 넉넉히 100만 원어치 보조제를 쇼핑해 다이어트에 성공할 수 있다면, 왜 다이어트가 이토록 골치 아픈 일이 되었을까요?

쉽게 얻으려고 하지 마세요. 그저 광고와 이미지에 현혹되어 헛된 희망에 돈을 낭비하는 일일 뿐이니까요. **무엇을 먹고 어떻게 몸을 움직이며 삶을 채워나갈지 결정하는 모든 행위가 당신을 아끼는 과정이에요.**

그 어떤
다이어트 보조제나
제품으로도
체지방 감량에
성공할 수 없어요.

# Q 다이어트 기간 중 영양제는 어떻게 먹나요?

**A** 체중 감량 기간에는 비타민과 미네랄이 많이 필요해요. 저는 체중 감량을 타깃으로 한 보조제보다는 오히려 일반 영양제를 먹는 것을 추천합니다. 식품으로 충분한 양을 섭취하기 어려운 rTG 오메가 3와 야외 활동이 부족한 현대인들에게 필요한 비타민 D, 그리고 부작용이 없어 메가도스를 하는 사람들이 많은 비타민 C* 등을 개별 제품으로 먹거나 이것이 번거롭다면 하루 영양소가 고루 포함된 종합비타민을 먹는 것도 좋아요.

영양제의 선택은 전적으로 본인의 몫이에요. 영양제와 다이어트는 직접적인 상관관계가 없고, 영양제를 전혀 먹지 않아도 식단과 운동을 병행한다면 체중 감량은 충분히 이룰 수 있어요. 저는 다이어트를 하며 주변의 의견과 신체적 특이점을 고려해 비타민 C, 비타민 D, rTG 오메가 3와 특히 유산균을 반드시 챙겨 먹었어요.

비타민 C는 다이어트와 상관없이 10년 넘게 먹고 있는데, 비타민 C가 감기를 예방하거나 빨리 낫게 한다는 의견도 있죠. 이 부분은 논문에 따라 효용론과 무용론 두 가지 상반된 주장과 연구 결과가 모두 존재합니다. 저는 비타민 C가 1000mg 든 고함량 제품을 하루에 2~5회 정도 섭취합니다.

한편 실내에서 운동하고 업무를 보는 저는 야외에서 햇볕을 받을 일이 거의 없어요. 그래서 비타민 D도 2000~4000IU를 챙겨 먹어요. 그리고 오메가 3는 rTG 제품으로 찾아 먹고요. 유산균은 다양한 브랜드와 제조사의 제품을 캡슐형, 분말형, 냉장 보관형, 실온형 등으로 혼합해 권장 복용량의 2~5배 정도 섭취하고 있어요.

권장 용량 내의 건강 보조제와 영양제 섭취는 대체로 무리가 없지만 개인의 신체 상황에 따라 적정량과 부작용의 위험이 다를 수 있으므로 복용 전 의사 및 약사와 꼭 상담하세요. 특히 저처럼 유산균을 많이 먹는 경우 설사나 위장 과민이 생길 수 있으니 전문가와 상담은 물론이고 몸의 반응을 잘 살피며 복용하는 것이 가장 중요하다는 점도 잊지 마세요.

---

* 비타민 C 메가도스Vitamin C Megadose는 비타민 C를 권장 섭취량보다 과용량으로 복용하는 것을 의미합니다. 한국영양학회에서 설정한 하루 비타민 C 상한 섭취량은 2000mg입니다.

# Q 식사 대신
## 단백질 셰이크나 간편식을 먹어야 한다면?

**A** 〈초격차 다이어트〉 책을 끝까지 따라오신다면 단백질 셰이크와 간편식으로 아깝고 소중한 한 끼를 건너뛸 독자 분은 드물겠지만 그럼에도 이런 식사 대용품을 먹는 날이 있습니다. 저도 도시락이나 간식거리를 챙겨 나오지 못했을 때 편의점에서 라면과 삼각김밥 사이에서 고민하다 단백질 음료를 사서 마신 적이 있어요.

중요한 것은 다이어트를 목적으로 한다면 단백질 셰이크, 프로틴 바, 체중 조절용 도시락이 '한 끼' 식사임을 잊어서는 안 된다는 것이에요. 포만감은 다소 떨어지지만 대체로 이런 제품에는 적정량의 단백질과 탄수화물, 지방이 들어 있어요. 그래서 단백질 셰이크를 먹고 한두 시간 후 출출하다며 식사나 군것질을 하는 것을 통제할 수 있어야 해요.

체중 조절용 음료를 추천하지 않는 이유는 포만감이 매우 낮다는 점 때문이에요. 아이러니하게도 단백질 파우더는 원래 엘리트 운동선수들이 반복적인 고강도 훈련 사이에 '포만감 없이' 적정량의 에너지를 섭취하도록 개발된 제품에서 기원했어요. 배가 부르면 부교감 신경이 항진되고 소화기에 많은 혈액이 몰려 운동하기 어렵기 때문에 쉽고 빠르게 흡수되는 제품을 만든 것이죠.

현재 우리가 접하는 단백질 셰이크 등은 일반인들을 대상으로 상업적 확장을 거치며 포만감을 주는 식이섬유 등의 성분을 추가해 만들어졌어요. 아무리 식이섬유를 추가한다 해도 평범한 사람들은 음료 하나로 한 끼에 해당하는 포만감을 느끼기 어렵죠. 그래서 자기 통제력이 약해져 결국 다이어트에 실패할 위험이 높아져요. 앞서 강조했듯 배부르게 먹어야, 궁극적으로 오래 다이어트를 지속할 수 있으니 이런 간편식은 부득이한 경우가 아니면 지양해주세요.

# 호르몬의
# 노예가 되지 말자

　많은 여성들이 생리와 관련된 크고 작은 불편감을 호소해요. 가임기 여성의 80%가 생리 증후군을 겪는데, 그 증상과 강도는 사람마다 차이가 있어요. 대표적으로 예민해지거나 불안, 우울 같은 심리적인 변화와 복부와 허리 통증, 피부 트러블, 복부 팽만감 등의 신체 증상이 나타나지요. 또 식욕 증가를 호소하며 다이어트에 어려움을 겪기도 해요. 왜 이런 현상이 일어날까요?

　생리 전에는 자궁 수축을 방지하는 호르몬이 분비되며 대장의 연동 작용도 둔해져요. 소화가 원활하게 되지 않으니 복부 팽만감을 느끼고 체내에 가스가 쌓이며 아랫배가 더부룩하고 심한 경우 변비로 고생하기도 합니다. 뿐만 아니라 배란기 이후 생리가 시작되기 전에 자궁 내벽을 두껍게 만드는 황체 호르몬인 프로게스테론Progesterone이 증가하는데, 체내에 수분을 저장하도록 해요. 배출되지 못한 대변과 늘어난 체수분량은 모두 추가적인 체중으로 측정되기 때문에 몸무게가 늘어나죠. 하지만 체지방이 쌓인 것은 아니며 대부분 생리 기간이 끝나면 자연스럽게 완화되기에 크게 걱정하지 않아도 됩니다.

한편 많은 여성들이 생리 기간에 '식욕 증가'를 호소해요. 특히 생리 전 가장 당기는 것은 단연 초콜릿과 아이스크림, 마카롱 같은 달콤한 음식입니다. **이 시기에는 식욕은 늘어나고 같은 음식을 먹어도 더 쉽게 지방으로 축적되니 주의해야 해요.**

배란 후부터 생리 직전까지 에스트로겐은 감소하고 황체 호르몬이 증가해요. 황체 호르몬은 식욕을 높이고 지방 분해 효소의 작용을 억제해 같은 음식을 먹어도 상대적으로 지방 축적을 더 강하게 유도하죠. 또 일부 여성은 '행복 호르몬'이라는 별명의 세로토닌 수치가 낮아지며 심리적으로 불안해지고 식욕이 증가하는데, 이에 대한 보상 작용으로 당 함량이 높은 고탄수화물 식품이 당기는 것으로 추정됩니다.

생리 기간에는 황체 호르몬 수치가 급격히 요동치며 신진대사율이 떨어져 몸이 잘 부어요. 상대적으로 뇌의 혈류량이 줄어들며 뇌가 혈액 공급의 부족을 느끼고, 음식을 통해 추가 에너지를 섭취해 줄어든 혈류량을 보완하고자 한다는 연구도 있습니다. 인슐린 민감도가 저하되어 **같은 음식을 먹어도 더 많은 양의 인슐린이 분비되어 지방 축적이 쉬워지기도 합니다.**

그렇다면 어떻게 생리 전후의 증후군을 완화하고 다이어트의 흐름을 이어갈 수 있을까요? 많은 분들이 생리 기간에 운동을 멈추지만 아이러니하게도 **생리 증후군은 운동을 통해 완화될 수 있어요.** 특히 가벼운 유산소 운동이나 스트레칭은 식욕에 영향을 미치는 호르몬을 안정적인 수준으로 조절해줌으로써 실제로 공복감을 덜 느끼게 하고 혈액순환을 원활하게 해 부종을 완화하며 통증을 경감시켜요.

생리로 인한 불쾌함에 집중하며 이를 해소하기 위한 가장 쉬운 방법, 즉 음식을 자꾸 떠올리는 것보다는 운동이나 대화 등의 다른 일에 집중하세요. 운동을 하고 사람을 만나며 바쁘게 사는 것이 우리의 심리를 이용한 좋은 전략입니다. 친구와 미술관 또는 전시회 등에 가거나 공원을 산책하며 몸을 움직이고 시간을 보내다 보면 음식 생각이 적게 나고 불필요한 음식을 덜 먹을 수 있어요.

그렇다고 생리 기간에 무조건 식욕을 참으면 스트레스가 더욱 심해지며 폭식으로 이어질 위험이 있어요. **가장 좋은 것은 기존 식단을 유지하며, 달콤한 음식에 대한 욕구는 신선한 과일 즉 자연 식품을 통해 건전하게 해소하는 것입니다.** 초격차 식단에서 과일을 많이 권장하지는 않지만 아이스크림이나 케이크보다는 딸기나 키위가 훨씬 낫죠. 맵고 짠 음식이 당긴다면 식단에 스리라차 등의 매운 소스를 추가하는 것도 좋은 아이디어예요.

생리 증후군을 핑계 삼아 고칼로리, 단순 탄수화물, 고지방 음식을 섭취하지 않도록 주의하시길 바랍니다. 호르몬 변화를 핑계로 나쁜 음식을 먹으며 자신을 합리화하지 마세요.

# Q 다이어트를 하는데 생리가 멈췄어요

**A** 다이어트를 하면서 명심해야 할 것은 체중 감량의 목적이 건강한 몸 상태를 이루는 것이지 극단적으로 몸을 학대해 마른 몸을 만드는 것이 아니라는 점입니다. 가임기 여성에게 '생리'는 조금 귀찮지만 반드시 주기적으로 유지되어야 할 부분이며 건강의 지표이기도 합니다.

여성은 체지방률이 15% 이하로 내려가면 신체의 여러 기능이 크게 제한받을 수 있어, 결코 추천하지 않아요. 그 대표적인 증상이 생리불순이나 무월경입니다. 보통 여성의 생리 주기는 28일인데, 3주기인 대략 3개월간 생리가 없다면 무월경으로 진단해요. 이 경우에는 조기 폐경과 불임, 자궁내막암, 골다공증 등의 위험성이 높아지기 때문에 반드시 산부인과를 찾아 진료를 받아야 해요.

무월경을 방치하고 그 기간이 길어지면 호르몬 주사나 피임약 복용을 통해 일시적으로 월경을 복원시킬 수는 있지만 약을 끊거나 주사를 맞지 않으면 다시 무월경 상태가 반복될 수 있으므로 빠른 치료가 필요해요. 적정한 체지방률을 유지하고 지나친 저칼로리 다이어트를 지양하며 영양소가 충분히 함유된 식단을 통해 건강한 라이프스타일을 유지하세요!

# Q 부기,
넌 정체가 뭐니?

A 　우리가 '부기'라고 부르는 부종은 세
포외액에 수분이 차는 현상으로, 사실 체
지방량과는 아무런 관계가 없어요. 물론
같은 체중이라도 부종이 심하다면 더 살
이 찐 듯 보이는 것이 사실이죠. 부기를
쉽게 진단하는 방법은 아침 공복 몸무게
와 저녁 시간의 몸무게가 2.5kg 이상 차
이가 나거나 손가락으로 종아리를 눌렀
을 때 손가락 자국이 10초 이상 남는 경
우로 확인할 수 있어요.

　잘못된 식습관으로 부종이 심해질
수 있어요. 대표적으로는 너무 짜거나 자
극적인 음식을 먹어 체내 수분 요구량이
많아지는 경우죠. 소금은 칼로리가 없어
섭취량을 간과하기 쉽지만, 짠 음식을 먹
고 자면 다음 날 수분 무게로 인해 몸무
게가 늘어납니다. 한편 단백질을 적정량
섭취하지 않고 채소와 과일 위주의 식사
를 한 경우에도 부종이 생겨요. 혈관 속
의 수분이 각 장기로 원활하게 전달되도
록 돕는 알부민은 단백질을 원료로 만들
어지는데, 단백질을 제대로 챙겨 먹지 않
고 저칼로리에 집중해 채소와 과일 위주
의 식사를 하면 혈관 속 수분이 정체되어
부종으로 나타나는 것이죠. 이런 부종을
콩팥이나 심장 질환 등 원인 질환 없이
생기는 '특발성 부종'이라고 합니다.

　부종이 심하다면 식단에 칼륨 함량
이 높은 식품을 고려해보는 것이 좋아요.
적정량의 탄수화물, 단백질과 함께 미역,
다시마, 파래 등의 해조류와 시금치, 케
일 등을 곁들이면 좋습니다. 탄수화물 중
에는 바나나도 칼륨 함량이 높아 아침 식
사로 고려해보세요. 그리고 하체 위주의
운동을 하면 하체의 큰 근육이 전신의 혈
액 순환을 돕고 에너지를 크게 소모해 부
종 완화 효과가 있답니다.

　시중에서 부기를 완화한다며 판매하
는 호박차나 팥물 등은 실제 부종 완화에
큰 영향을 주지 못해요. 적정한 강도의
무산소 운동과 유산소 운동, 수분 섭취면
충분해요.

호르몬 변화를
핑계로 나쁜 음식을
먹으며 자신을
합리화하지 마세요.

# 다이어트 시술의 민낯

## 한약과 양약,
## 다이어트 주사

고백하자면 저도 현대 의학에 힘입은 생체 실험(?)을 경험해본 적이 있습니다. 나름대로 방문자 수가 적지 않은 블로그를 운영하며 이런저런 협찬을 받았었는데, 첫아이를 출산하고 얼마 지나지 않아 200만원 상당의 지방분해 주사를 무료로 제공해준다는 연락을 받았습니다. 후기만 올리면 된다고 하기에, 즐거운 마음으로 시술을 받으러 갔죠.

상담실장을 만나니 부위별로 지방분해 주사를 맞을 수 있다고 하더라고요. 재미있는 것은, 일단 주사를 놓기 전에 의사와의 면담 시간이 있다는 점이에요. 병원에 마련된 작은 방에서 면담보다는 강의에 가까운 설명을 듣습니다. 의사는 "정말 살을 빼고 싶냐"고 물으며 '강의'를 시작합니다.

지방분해 주사를 2주 간격으로 5회 정도 맞아야 효과가 있으며, 이 과정에서 가장 중요한 것이 '식단 조절'이라고 합니다. "하루 세 끼 중 두 끼를 삶은 달걀 한 개와 두유 한 팩으로 해결하고, 나머지 한 끼는 일반 식사를 해도 되지만 양을 절반만 먹으라"고 하더군요. 이 식사가 얼마나 중요한지에 대한 설명을 무려 30분 동안 이어나간 끝에, 식욕을 조절하는 약을 처방해준다고 덧붙였어요. 사실 여기서 의아했어요! 체내에 지방을 녹이는 용액을 직접 주입한다면서 굳이 이렇게까지 가혹하게 식단 조절을 해야 하는가 하는 의문이 들었죠.

그리고 주사를 맞으러 시술실로 이동했어요. 작은 주사기가 아니라 링거액을 맞을 때처럼 커다란 액체통에 연결된 바늘을 피부에 찔러 넣고 원하는 부위에 용액을 주입하는 방식이에요. 피하 지방이 녹아 소변 등으로 배출된다고 설명하더군요. 복부, 허벅지, 팔뚝 등에 맞을 수 있었는데, 저는 고민이었던 복부와 허벅지를 선택했어요.

바늘을 찔러 넣고 기계를 가동하면 아주 차가운 용액이 피부 속으로 들어갑니다. 못 참을 정도로 고통스럽지는 않지만 차가운 액체가 피부 속에 차오르니 결코 유쾌하지 않았어요. 튜브에 공기를 넣은 것처럼 살이 부풀어 오르고 걷는 것도 불편했어요. 의사는 시술을 했으니 당분간 운동은 하지 말라고 당부했고요.

이상한 점이 무엇일까요? **두유와 달걀 하나로 끼니를 때우고 식욕억제제를 먹으며 절식을 하면 지방분해 주사를 맞지 않아도 무조건 '체중'이 줄어드는 건 당연한 이치예요.** 게다가 운동도 하지 말라고 하며 근육이 움직여 에너지를 소모할 기회를 차단합니다. 이렇게 살이 빠지면 근육은 더 줄어들고 기초대사량도 낮아져 쉽게 요요 현상이 오겠죠. **이런 왜곡된 다이어트에 의존하면 당장 체중계 위의 숫자는 줄겠지만 결코 건강한 몸이 되지는 않을 것이라고 확신해요.**

저는 절실함이 없었기에 처방받은 식욕억제제를 챙겨 먹지 않았고, 극단적인 식사 조절도 하지 않았어요. 물론 일부러 더 많이 먹은 것은 아니에요. 그냥 평소와 똑같이 먹었죠. 그 결과, 주사를 5회 반복해 맞는 동안 체중은 단 100g도 낮아지지 않았습니다. 지방분해 주사가 효능이 있다면 식사를 조절하지 않아도 일정량의 지방을 분해해 체액으로 배출해야 하는 것 아닐까요?

그렇다면 한약이나 양약 식욕억제제는 어떨까요? 인터넷의 수많은 후기로도 너무나 쉽게 확인할 수 있지만 크고 작은 부작용과 약에 의존하는 증상으로 힘들어하는 사례가 매우 많아요. 제 가까운 친구는 양약 식욕억제제를 처방받아 한 달간 6kg을 감량했습니다만 심한 우울감과 무기력을 호소했어요. 함께 맛있는 파스타를 먹는데 국수 한 가닥을 겨우 먹을까 말까 하더니 도저히 음식을 먹을 수 없다며 포크를 내려놓더라고요. 결국은 약물로 식욕을 억제한 초절식 다이어트인 셈입니다. 체중은 분명 빠졌지만 건강에 이상은 없을까요? 약물 복용을 그만두면 어떻게 될까요?

**균형 잡힌 식단과 삶에 에너지를 주는 운동, 이 두 가지 말고 건강한 다이어트 방법은 없어요. 당신의 능력을 과소평가하지 마세요.** 당신이 직접 건강하고 아름다운 몸을 이끌어보세요. 하나뿐인 몸을 스스로 관리하며, 한번뿐인 삶을 정성스레 살아보자고요.

# 당신의 능력을
# 과소평가하지 마세요.

# 지루한 정체기
# 잘하고 있다는 증거

정체기가 왔다고 답답해하지 마세요. 체중은 꾸준한 감량보다는 계단식 감량에 더 가까워요. 당신이 '정체기'에 대한 고민을 하기 시작했다는 것은, 아무튼 다이어트 시작 지점보다는 몸무게가 줄어든 상황이라는 의미죠. 잘 줄어들던 몸무게가 한 달 남짓 횡보할 때 왠지 이 방법을 유지하는 것이 맞나 자꾸 의문이 들 수 있어요. 답은 그렇기도 하고, 아니기도 합니다.

살이 빠질 땐 체지방량이 낮아지고 몸의 사이즈가 작아지며 체내 수분 저장 능력도 일시적으로 떨어집니다. 그러면 지방과 수분이 함께 빠지며 비교적 체중이 급격하게 줄었다가 다시 체수분량을 적정선으로 올리는 과정에서 몸무게가 비슷하게 유지되는 시기가 오는 거예요. 우리의 목적은 지방을 빼는 일이니 체수분이 조금 더 늘어나는 것은 크게 걱정할 일이 아닙니다. 적정한 식단과 운동을 잘하고 있다면 살이 더 찔 일은 없으니 기다려보세요.

**만약 이 지루한 정체기에서 조금 더 빨리 벗어나고 싶다면 두 가지 방법 이 있어요. 더 클린하고 심플한 식단의 비중을 높이는 방법, 그리고 또 하나 는 유산소 위주의 운동량을 늘리는 방법이에요.** 이 두 가지를 함께 실천한 다면 더 이상 정체기에 대한 고민은 할 필요가 없어요. 몸은 정말 정직 해요! 영양 밸런스를 유지하며 섭취하는 칼로리는 줄이고, 활동량을 높 여 소모하는 에너지는 늘리면 지방은 무조건 타게 되어 있습니다. 누구 나요!

한편 저는 몸무게가 쭉쭉 빠지다가 유산소 운동을 그만두고 비슷한 식단을 유지하니 50.5kg에서 3개월 동안 멈춰 있었습니다. 하지만 이 상태를 체형을 다지는 시기라 생각하며 오히려 즐겁게 보냈어요. 오랜 기간 몸의 밸런스를 맞추어가며 무리가 오지 않도록 '내 것으로 만든' 몸무게는 갑자기 늘어나지 않을 거라는 확신이 있었어요. 이 구간에서 꾸준히 오래 유지할수록 요요 현상이 오면서 튕겨져 나갈 확률은 줄어 들어요. (물론 섭취 칼로리를 한없이 늘리면 다시 살이 찌겠지요.)

당신이 다이어트를 시작하고 건강한 삶의 습관들을 하나하나 멋지 게 장착해 나가고 있다면 매일의 몸무게에 일희일비하지 마세요. 아무 도 체중계 위 당신의 몸무게에 신경 쓰지 않아요! 반 년 뒤, 또 몇 년 지 나 가뿐해진 몸과 산뜻해진 정신이 보답할 거예요. 정체기라고 생각되 는 기간, 마음 편히 즐겼으면 좋겠어요.

매일의 몸무게에
일희일비하지 마세요.

정체기라고
생각되는 기간,
마음 편히 즐겼으면
좋겠어요.

# 술을 마셔도
# 다이어트는
# 할 수 있다

숙취 해소법을 연구하는 것보다 애초에 숙취 예방법을 알아두는 것이 더 현명해요. 자타공인 애주가로서 숙취를 최소화하며 술자리를 즐기는 방법을 알려드릴게요. 제 몸으로 직접 실험한 내용이라 개인마다 효과가 다를 수 있다는 점은 참고해주세요!

**술을 마시기 전에 종합비타민과 비타민 C는 꼭 챙겨 먹으라고 권하고 싶어요.** 비타민 B군은 알코올 대사 과정에서 고갈될 수 있으니 챙겨 드시고, 식품의약품안전처의 안내에 따르면 비타민 C는 알코올을 분해할 때 대량으로 소비되면서 활성산소가 간을 손상시키는 것을 방지한다고 설명해요. 이외 다양한 비타민과 미네랄은 기본적으로 장기들의 원활한 대사 과정을 도와주니, 종합비타민은 분명히 도움이 됩니다. 저는 집에 있는 영양제는 다 챙겨 먹어요. 종합비타민을 비롯해 유산균, 오메가 3, 비타민 C, 비타민 D, 홍삼까지도요.

그리고 술 마시는 도중에 물을 많이 마셔요. 왜 그렇게 물을 많이 마시냐고 주변에서 놀랄 정도로요! 물 자체가 간에서 알코올 분해를 돕지는 않아요. 하지만 간접적으로 술 마시는 양을 줄여주는 효과가 있답니다.

**술에 집중하며 빠르게 취하기보다는 사람들과 함께 보내는 시간과 대화를 즐기세요.** 자리에 함께한 사람들에게 현재 다이어트 중이며, 어느 정도 이상의 술은 마시지 않을 생각이니 도와달라고 이야기해도 좋아요. 예컨대 "오늘은 와인을 딱 세 잔만 마실 거예요"라고 말하면 사람들이 술을 더 권하지도 않고 스스로 자제할 수 있도록 도와주지요. 그렇게 천천히 대화를 나누며 음식과 곁들여 술잔을 기울이면 취할 정도로 마시는 일은 없고, 다음 날 즐거운 마음으로 다시 다이어트에 집중할 수 있도록 에너지를 얻는답니다.

# Q 술 마신 다음 날, 운동과 식단 전략은요?

**A** 술을 좋아하지 않는다면 다이어트가 한결 쉬울 거예요. 하지만 저처럼 술의 맛과 향을 좋아하고, 사람들과 함께하는 술자리를 너무나 원하는 사람이라면 다이어트를 하며 중요한 문제에 마주하게 되죠. 식사와 함께 술을 한두 잔 정도 마시는 것은 괜찮지만 술은 쉽게 자제력을 잃게 하니 과음의 위험이 있어요. 과음을 하고 난 뒤, 어떻게 대처해야 가장 현명할까요?

같은 양의 술을 마셔도 매번 컨디션이 다를 수 있어요. 만약 두통이 있고, 어지러우며, 힘이 없고, 체온이 오르며, 무기력하고, 설사를 하고, 집중력이 떨어지는 증상 중에서 몇 가지가 복합적으로 나타난다면 절대로 고강도 웨이트 트레이닝은 하지 않습니다. '땀을 흘리며 해장 운동을 하면 정신이 맑아진다'는 사람들도 있지만 몸이 보내는 신호는 복잡하게 생각하지 마세요. 쉬고 싶어 하는 몸에게 회복할 시간을 주세요. 물을 많이 마시고, 충분한 양의 비타민 C를 먹고, 소화가 잘되는 음식으로 가벼운 식사를 하세요. 저는 웨이트 트레이닝은 고사하고 숨이 차고 땀이 많이 나는 유산소 운동도 하지 않아요. 몸이 회복되는 느낌이 들면 이후에 가벼운 산책을 추천해요.

술을 마셨지만 생각보다 컨디션이 괜찮고, 특별하게 느껴지는 신체 반응이 나타나지 않을 수도 있어요. 그렇다면 심하지 않은 근력 운동과 가볍게 땀이 나는 유산소 운동을 저-중강도로 길게 하는 것은 고려해볼 만합니다. 이때에도 충분한 수분과 비타민을 섭취해주세요.

식단은 치팅데이 전후의 식사와 똑같이 하면 됩니다. 초격차 식단을 잘 숙지하고 있다면 어려운 부분은 없을 거예요. 전날 먹은 식사를 고려해 과도한 에너지 섭취를 보정하는 방식으로 진행하면 됩니다. 보통은 술과 함께 탄수화물과 단백질 모두 과도하게 섭취했을 확률이 높은데, 느슨한 저탄수화물 식단 중 몸과 마음이 원하는 대로 진행해보는 것은 어떨까요?

저는 과음한 다음 날은 영양제를 잘 챙겨 먹고, 그릭요거트에 신선한 과일을 듬뿍 넣어 아침 겸 점심으로 천천히 식사를 해요. 해장을 위해 국물이 당기는 날은 오전에 가쓰오부시 육수에 무와 콩나물을 넣고 푹 끓여 탄수화물과 단백질을 두루 낮춘 식사를 한답니다.

술을 마시기 전에
종합비타민과
비타민 C는
꼭 챙겨 먹으라고
권하고 싶어요.

# 3

# 배부르고
# 맛있게 성공하는
# 초격차 식단

몸의 크기를 줄이는 것은 식단이고, 몸에 탄력을 불어넣는
것은 운동이에요. 체지방 감량을 위해서는 제대로 된
다이어트 식단의 원칙을 세우고 지키는 것이 가장 중요해요.
음식이 맛있고 식사 시간이 편안해야 괴롭지 않게 다이어트를
지속할 수 있으니, 식단의 중요함은 더 이상 말할 필요가
없겠지요. 체지방이 버티지 못하고 도망가는, 초격차 식단의
노하우를 담아 전해드립니다.

# 초격차 다이어터라면

## 320kcal

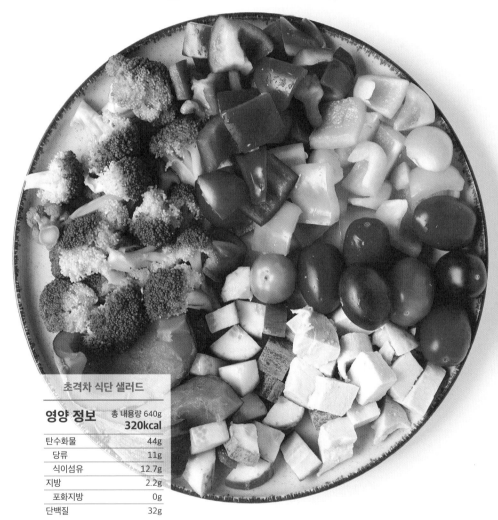

| 초격차 식단 샐러드 | | |
|---|---|---|
| **영양 정보** | 총 내용량 640g | |
| | **320kcal** | |
| 탄수화물 | | 44g |
| 당류 | | 11g |
| 식이섬유 | | 12.7g |
| 지방 | | 2.2g |
| 포화지방 | | 0g |
| 단백질 | | 32g |

# 무엇을 드시겠습니까?

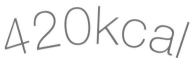

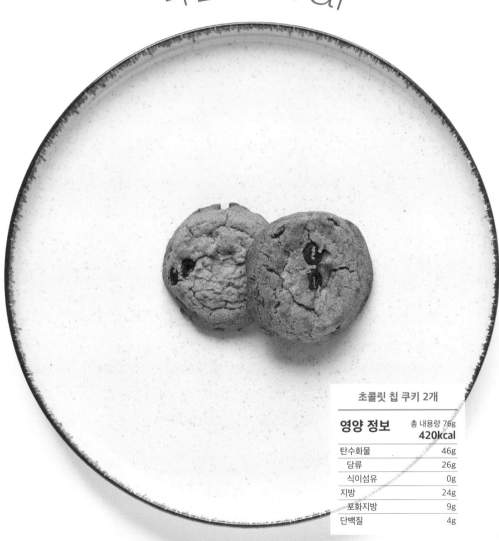

| 초콜릿 칩 쿠키 2개 | | |
| --- | --- | --- |
| **영양 정보** | 총 내용량 76g | |
| | **420kcal** | |
| 탄수화물 | | 46g |
| 당류 | | 26g |
| 식이섬유 | | 0g |
| 지방 | | 24g |
| 포화지방 | | 9g |
| 단백질 | | 4g |

# 몸과 마음을 채우는 초격차 식단 철학

초격차 식단은 '자연식'을 지향합니다. **자연에서 얻은 그대로의 모습을 유지하며 식재료를 최소한으로 가공해 식사하는 방법이죠.** 쉽게 표현하면, 접시 위에 올라온 음식이 원재료의 모습과 많이 다르지 않을수록 더 깨끗한 자연식에 가깝다고 할 수 있어요.

예를 들어볼게요. 똑같은 양의 생선을 단순히 구워 먹을 수도 있고, 다지고 으깨고 튀겨 어묵의 모습으로 만들 수도 있어요. 두 가지 중 하나를 골라야 한다면 어묵보다는 생선을 선택하세요. 시중에 출시된 시판 다이어트 제품 중에도 통닭가슴살이 있고 큐브나 소시지 모양으로 가공한 닭가슴살이 있어요. 똑같이 공장에서 만든 제품이지만 닭가슴살의 형태가 손상되지 않은 것이 훨씬 좋아요. 만약 식물성 단백질을 선택한다면, 콩고기나 고기 맛이 나도록 수많은 공정을 거친 대체육보다는 삶은 콩이나 두부를 권해요. 각각의 경우 칼로리가 똑같다고 가정해도, 명백히 복잡한 가공을 거치지 않은 식재료가 몸에는 더 이롭습니다.

다이어트를 할 때, 흔히 칼로리를 신경 씁니다. 수치로 쉽게 계산할 수 있는 기준이 있다는 것은 식단을 실천하는 데 큰 장점이죠. 하지만 우리 몸은 단순한 계산기가 아니에요. 같은 칼로리, 심지어 같은 단백질과 탄수화물, 지방의 영양 구성으로 이루어진 식품이라도 복잡한 가공 과정을 거친 제품과 신선한 자연 그대로의 식재료는 물성과 세부 영양 성분이 다르고, 몸의 반응이 다를 수 있어요. 아주 많이요!

사실 아이를 키우는 엄마로서, 채소 안 먹는 아이를 위해 하루 권장량의 채소를 달콤한 젤리 형태로 만들어 '채소 먹일 걱정을 덜 수 있는 제품'이라는 등의 문구로 광고하는 것을 보면 씁쓸합니다. 저는 완전히 다른 식품이라고 생각해요.

자연이 만든 신선한 식재료에는 파이토케미컬Phytochemical과 섬유질, 비타민, 에너지가 가득합니다. 이 생기 있는 식재료가 결국 몸과 정신을 건강하게 하죠. **건강한 체지방 감량의 본질은, 내 몸이 원하는 적절한 건강 상태를 찾아가는 과정에 있어요. 그러기 위해서는 단순히 칼로리를 계산해 끼워 맞춘 식단이 아니라 정말 건강한 식단이 무엇인지 이해하며 직접 선택할 수 있는 안목을 키워야 해요.**

이 책에서 소개하는 자연식은 채소를 생으로 먹자는 '생식'과 같은 극단적인 형태는 아니지만 가공식품에 익숙한 분들에게는 낯설고 밋밋하게 느껴질 수 있어요. 물론 미식 전문가라는 명색에 걸맞게 맛과 향, 식감 등 오감이 즐거운 요소들을 추가했으니 너무 걱정하지는 마세요!

초격차 식단을 실천하고, 그래서 체지방을 감량하는 과정에는 여러분의 노력이 함께 필요해요. 제가 아무리 간단한 요리를 소개해도 음식을 준비하고, 즐기며, 맛보는 사람은 여러분이니까요. 신선한 파프리카가 로제 떡볶이보다 더 맛있다는 것을 '진심'으로 느낄 때 식단 가이드는 더 이상 필요 없을 거예요. 그 날을 기원하며, 맛있는 초격차 식단을 소개합니다.

# 초격차 식단
# 준비물

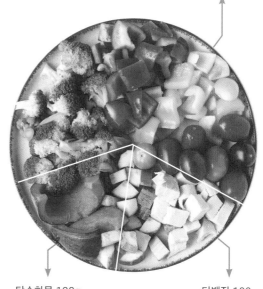

마음껏, 배부르게,
충분한 채소

탄수화물 100g

단백질 100g

### 초격차 식단의 준비물: 전자저울!

전자저울이 하나쯤 있으면 식단을 효과적으로 실천하는 데 큰 도움이 되어요. 앞으로 소개할 각각의 탄수화물과 단백질 요소를 눈으로만 봐도 어느 정도 양인지 감이 생길 때까지 전자저울을 이용해 정확히 소분하는 것을 추천해요.

### 초간단 초격차 식단!

초격차 식단은 냉동실에 얼려둔 고구마 등 최소한의 밀 프렙Meal Prep이 되어 있을 때 차리는 시간이 5분 내외입니다. 건강한 자연식을 중심으로 하면서도 시판 소스를 현명하게 활용해 레스토랑 요리가 부럽지 않은 맛을 내는 방법을 알려드려요.

# 탄단지 얼마나
# 먹어야 할까

## 영양 균형을 고려한 초격차 식단 비율
탄수화물 : 단백질 : 지방 = 4 : 3 : 3

| 남성 | 여성 |
|---|---|
| 체중 감량을 목표로 한,<br>1500kcal | 체중 감량을 목표로 한,<br>1200kcal |
| **탄수화물**<br>**600kcal = 150g**<br>▶ 끼니당 순 탄수화물 50g | **탄수화물**<br>**480kcal = 120g**<br>▶ 끼니당 순 탄수화물 40g |
| **단백질**<br>**450kcal = 112.5g**<br>▶ 끼니당 순 단백질 38g | **단백질**<br>**360kcal = 90g**<br>▶ 끼니당 순 단백질 30g |
| **지방**<br>**450kcal = 50g**<br>▶ 끼니당 순 지방 17g | **지방**<br>**360kcal = 40g**<br>▶ 끼니당 순 지방 13g |

참고할 것은 100% 탄수화물이나 100% 단백질로만 이루어진 식 재료는 거의 없다는 점이에요. 예컨대 콩은 비슷한 정도의 단백질과 탄수화물을 모두 함유해 단순히 '탄수화물 식품' 혹은 '단백질 식품'이라고 구분하기 어렵죠. 칼로리와 무게 가이드라인은 전반적으로 기준을 잡는 정도로만 참조해주세요. 완벽하게 수치에 맞춰 섭취할 필요는 없으니 숫자에 너무 얽매이지 말고 초격차 식단을 따라와 주세요!

# Q 초격차 식단에서
지방은 어떻게 먹나요?

 초격차 식단에서는 지방을 언급하지 않아요. 끼니당 순 지방을 남자는 17g 내외, 여자는 13g 내외를 가이드라인으로 잡고 있지만 이를 일부러 계산해 챙겨 먹지는 않습니다. 우리가 섭취하는 모든 식품에는 어느 정도 지방이 함유되어 있어요. 또 식재료를 구울 때 오일을 두르거나 가벼운 드레싱에도 올리브유 등의 지방 공급원이 함유되어 자연스럽게 섭취하게 됩니다.

단, 식재료를 통해 좋은 지방을 섭취할 수 있도록 신경 써주세요. 연어와 고등어, 달걀에는 몸에 이로운 오메가 3와 불포화지방산이 풍부하고, 올리브유도 피부 미용과 건강에 좋답니다. 자연 식재료와 올리브유에 포함된 지방은 세포막을 건강하게 하고 단백질의 소화 속도를 늦추어 식사 사이의 포만감을 올려줍니다.

한편 빵과 과자 등의 가공식품에 흔히 포함된 팜유, 마가린, 쇼트닝은 포화지방과 트랜스지방의 비율이 높아 동맥경화를 일으키는 위험 인자인 LDL-콜레스테롤의 혈중 농도를 높이고 유방암과 대장암의 원인이 되기도 하죠. 그러니 이런 음식은 섭취를 지양해주세요.

요리에는 올리브유 등의 '품질 좋은 기름'을 사용하고 고등어나 콩, 연어, 아몬드 등 지방이 포함된 식재료를 통해 지방질을 자연스럽게 섭취하면 됩니다.

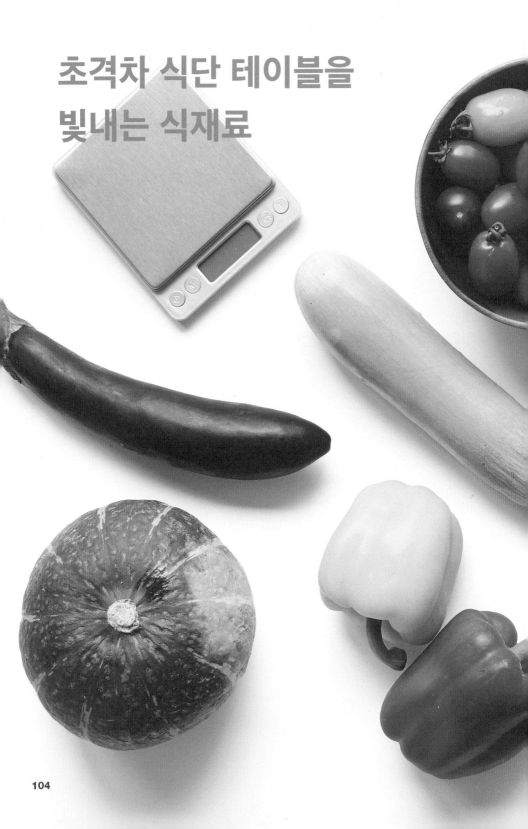

# 초격차 식단 테이블을
# 빛내는 식재료

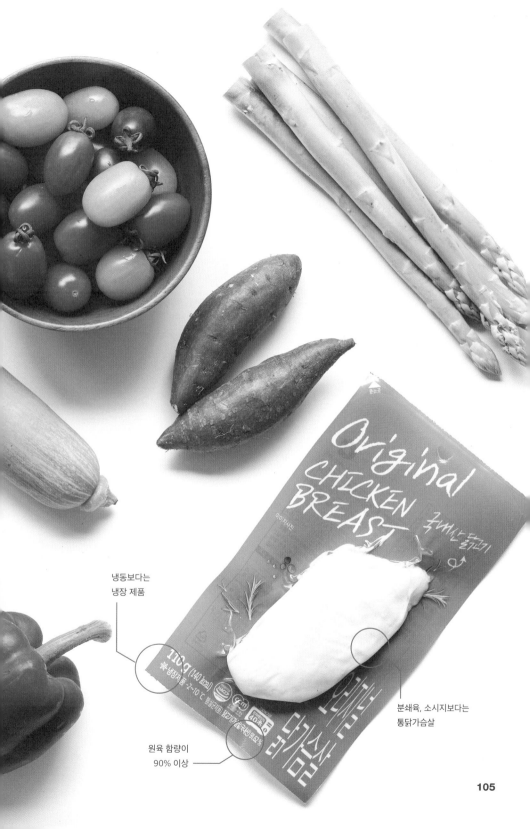

냉동보다는
냉장 제품

Original
CHICKEN
BREAST

110g (140 kcal)

분쇄육, 소시지보다는
통닭가슴살

원육 함량이
90% 이상

# 기분 좋고 힘이 나는
# 탄수화물

"당은 지방으로 쉽게 전환되기 때문에 몸에 나쁘다.
탄수화물은 당분으로 분해되기 때문에 살을 빼려면 먹지
말아야 한다." 이 말이 얼마나 큰 오해인지, 이 책을 읽은
분들은 아실 거예요. 적정량의 탄수화물은 뇌를 비롯한 우리
몸의 중요 장기와 기본 체력을 위해 꼭 필요한 요소랍니다.
무엇보다, 탄수화물은 정말 맛있거든요!

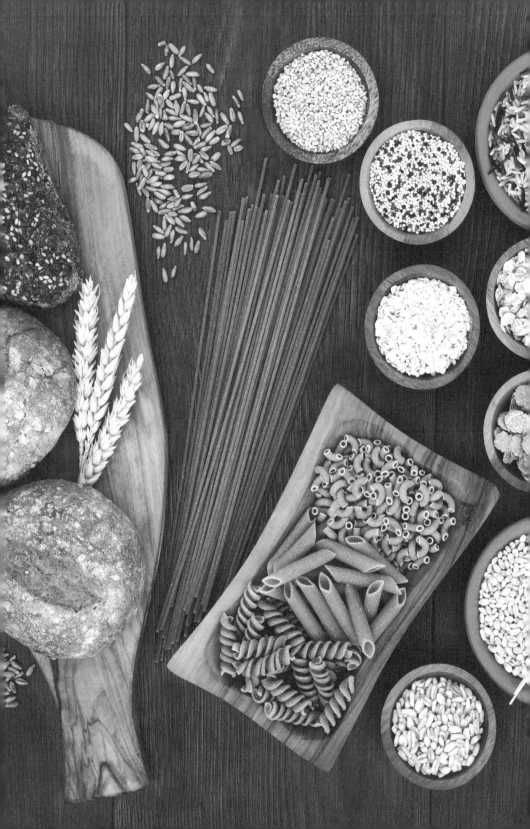

# 탄수화물을 준비하고 먹는 법

당신이 여성이라면 체지방 감량을 위해 한 끼에 먹을 수 있는 순 탄수화물은 40g 이하예요. 메인 탄수화물 외에 채소나 드레싱에도 당분, 즉 탄수화물이 포함되어 있으니 순 탄수화물은 30g 내외로 섭취한다고 생각해주세요.

탄수화물은 식재료 상황과 기분에 따라 다양하게 골라 섭취하세요. 질리지 않고 늘 즐겁게 식단을 유지하는 방법은 재료를 자주 바꾸는 것입니다. 앞으로 소개할 재료들은 모두 순 탄수화물 함유량이 조금씩 다른데, 매번 정확히 순 탄수화물 양을 맞추어 먹는 것은 불가능해요. 간단히 생각하면 여기서 소개하는 어떤 식재료든 100g을 먹으면 약 25~35g의 순 탄수화물을 섭취할 수 있으니 **여성들은 '탄수화물은 100g'만 기억해주세요!**

남성이라면 같은 식단의 구조를 따르되 여성보다 먹는 양이 20~30% 정도 많아도 좋아요. 즉, **남성들은 '탄수화물은 130g'이 더 바람직하죠.**

탄수화물 식단을 준비하는 방법은 정말 간단해요. 초격차 식단을 구성하는 탄수화물, 단백질, 채소 중 냉동 보관이 가장 편리한 요소이기도 하죠. 시간이 있을 때 잡곡밥과 고구마, 단호박, 떡, 빵 등을 미리 준비해 100g씩 소분한 뒤 냉동실에 보관해두세요. 식단을 차리는 속도를 눈부시게 단축해줄 거예요.

**곡류** | 현미, 백미, 보리, 귀리,
조, 수수, 메밀 등 각종 잡곡

한번에 많은 양의 밥을 지은 뒤 100g씩 소분해 냉동실에 넣어두면 편리해요. 영양 성분은 조금씩 다르지만 곡물의 탄수화물 양에는 큰 차이가 없어요. 맛과 취향을 고려해 다양한 곡식을 함께 넣고 지은 잡곡밥도 좋고, 특정 곡물을 좋아하는 경우 단일 곡물로 지은 밥도 맛있답니다. 곡류의 특징은 고구마 등 다른 대체재에 비해 **당 함량이 1g 미만으로 아주 낮다**는 점이에요. 단맛을 선호하지 않는다면 오히려 큰 장점이 될 수 있죠!

| ● 현미밥 | ● 백미밥 | ● 보리밥 | ● 귀리밥 초격차 Pick |
|---|---|---|---|
| 열량 153kcal | 열량 143kcal | 열량 148kcal | 열량 143kcal |
| 탄수화물 32.8g | 탄수화물 31g | 탄수화물 32.5g | 탄수화물 24.4g |
| 당류 0g | 당류 0g | 당류 0g | 당류 0g |
| 단백질 3g | 단백질 2.7g | 단백질 3.1g | 단백질 6.2g |

100g 기준

### ● 현미밥

현미는 도정하지 않은 쌀이죠. 식감은 백미보다 다소 거칠지만 비타민 B와 미네랄 등 다양한 영양소가 가득해요. 현미밥 100g은 백미밥과 비교해 영양소 차이가 아주 크지 않으니 취향에 맞게 선택하면 됩니다.

### ● 백미밥

흔히 백미밥은 몸에 좋지 않다고 알려져 있지만 사실이 아닙니다. 소화 흡수가 잘되어 고강도 근력 운동을 하는 경우 체내에 고갈된 글리코겐을 빠르게 회복시켜준다는 장점이 있죠. 아침 식사를 하고 짧은 시간 뒤 운동을 가는 경우에도 현미밥보다 백미밥을 먹는 것이 소화와 운동 퍼포먼스에 모두 더 좋습니다.

### ● 보리밥

비타민 B와 철분, 수용성 비타민인 판토텐산Pantothenic acid, 엽산이 풍부하고 혈관 질환을 예방하는 베타글루칸이 함유되어 고혈압과 당뇨 환자가 많이 선택해요. 백미밥의 2.5배 정도에 해당하는 식이 섬유가 함유되어 배변 활동에도 도움이 되고요. 통통 튀는 식감도 보리밥을 먹는 즐거움 중 하나예요.

**초격차 Pick**

### ● 귀리밥

제가 가장 사랑하고 즐겨 먹는 탄수화물은 바로 귀리밥이 에요. 처음엔 귀리와 현미를 섞다가 나중엔 귀리 100%로만 밥을 지어 먹었을 정도죠. 서양에서는 귀리를 압착해 오트밀로 먹는 것이 보편적 인데, 한국인은 압력밥솥에 귀리를 넣고 밥을 지으면 훨씬 통통한 특유 의 매력이 있는 귀리밥을 먹을 수 있으니 정말 행운이에요! 찰기가 거의 없어 따뜻한 샐러드의 토핑으로도 정말 잘 어울려요. 한 알 한 알 입에 서 흩어지는 꼬들꼬들한 식감이 매력적이고요. 저는 한번에 귀리를 여 섯 컵 씻어 귀리밥을 하는데, 소분하면 약 15회분을 만들 수 있어요. 참 고로 귀리밥은 다른 곡류에 비해 단백질 함량이 높은 편이에요.

### ✛ 각종 잡곡

조, 수수, 메밀 등 다양한 곡물을 함께 넣은 잡곡밥을 준비해도 좋아 요. 영양 성분에는 큰 의미를 둘 필요가 없어요. 우리가 한 끼에 먹을 양 은 곡물 기준 100g이 아닌, 수분 무게도 포함된 100g이기 때문에 각 각의 잡곡이 영양 성분을 크게 좌우하지 않아요. 잡곡밥을 먹는다면 좋 아하는 맛과 식감, 색감으로 나만의 블렌딩 비율을 개발해보세요!

* 출처 식품의약품안전처 식품 영양 성분 데이터베이스

**구황작물** | 고구마, 감자, 단호박, 옥수수 등

100g 기준

- 찐 고구마
  열량 128kcal
  탄수화물 30.4g
  당류 7g

- 찐 감자
  열량 110kcal
  탄수화물 25.5g
  당류 1.1g

- 찐 단호박
  열량 95kcal
  탄수화물 20.9g
  당류 0.8g

- 찐 찰옥수수
  18cm 내외 1개
  열량 142kcal
  탄수화물 29.3g
  당류 0.7g

- 생초당옥수수
  18cm 내외 1개
  열량 96kcal
  탄수화물 21.3g
  당류 1.9g

● 고구마

다이어트 식단의 상징인 고구마! 고구마는 보관이 까다로운 작물이에요. 구매 후 후숙 기간에 따라 당도가 크게 달라지기도 하고요. 볕이 들지 않고 통풍이 잘되는 서늘한 곳에서 일주일 정도 후숙시키면 달콤하고 맛있는 고구마를 먹을 수 있어요. 고구마를 습하거나 더운 실온에 두면 쉽게 썩기 때문에, 적당히 후숙되었다면 한번에 찐 뒤 100g씩 소분해 냉동실에 넣어두세요. 얼린 고구마를 전자레인지에 30초 정도 해동하면 아이스크림처럼 달콤하고 시원하게 즐길 수 있어, '얼구마'라는 애칭도 있을 정도죠.

한편 밤고구마, 호박고구마 등 품종에 따라 탄수화물과 당 함량에 차이가 있지만 다이어트 결과를 좌우할 수준은 아니니 그냥 맛있는 것

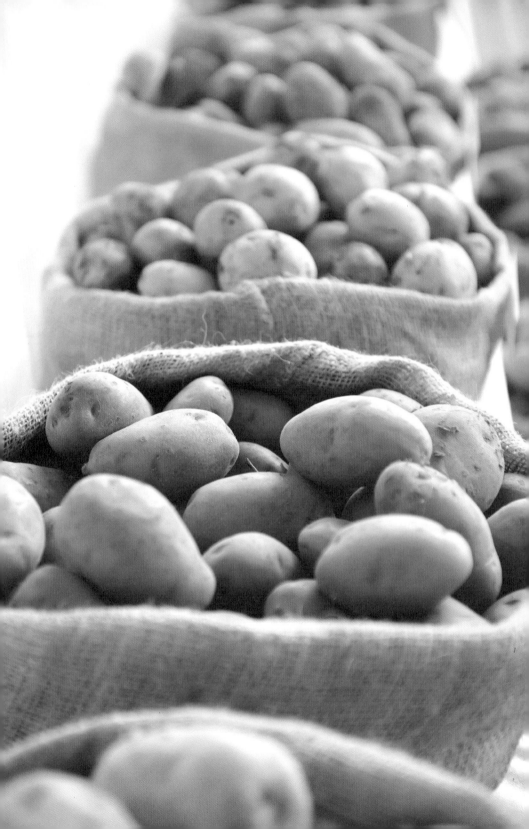

으로 취향에 맞게 골라 드세요. 퍽퍽한 식감을 선호하면 밤고구마를, 꿀 같은 달콤한 맛을 좋아한다면 베니하루카 품종을 추천합니다. 저는 절대적으로 후자를 사랑해요. 한편 고구마는 곡류 100g보다 칼로리가 낮지만 당분이 높아요.

고구마는 조리 방법에 따라 당 함량이 상당히 많이 달라져요. 다이어트 중이라면 찐 고구마가 가장 무난합니다. 고구마를 오븐이나 에어프라이어에 굽는 경우 무게가 줄어들며 단위 칼로리가 높아지고, 더 많은 양의 탄수화물이 당분으로 변하게 됩니다. 똑같은 고구마라도 찌거나 삶는 것보다 구운 고구마가 더 달콤한 이유죠. 참고로 많은 사람들이 다이어트 간식이라고 크게 오해하는 '고구마 말랭이' 또는 '기름 없이 구운 고구마 칩' 등은 탄수화물과 당분을 응축한 과자와 본질적으로 다를 바 없으니 손대지 말아주세요. 끼니 외에 추가적으로 섭취하는 당이 될 뿐이에요.

● 감자

감자는 다이어트에 도움이 됩니다! 대표적으로 오해받는 작물이죠. 감자를 튀기거나 기름에 볶고 소금을 잔뜩 친다면 이야기가 달라지겠지만 삶거나 찐 감자는 고구마에 비해 부족한 점이 전혀 없어요. 소화도 잘되고, 특유의 포근하고 담백한 맛이 매력이죠. 고구마와 더불어 칼륨이 풍부해 체내 나트륨을 배출시키고, 부기 완화에도 탁월한 효과가 있답니다. 감자가 제철인 여름이면 다이어트 식단에 감자를 넣어보세요.

**초격차 Pick**

● 단호박

여러 가지 탄수화물 요소 중 탄수화물 함량이 가장 낮아요. 곡류나 고구마의 60% 수준이라 치팅데이 전후에 더욱 빛을 발하지요. 보디빌딩 선수들이 대회를 준비하며 현미밥-고구마-단호박 순서로 탄수화물을 먹는다고 하니, 그만큼 최종적으로 지방을 말리고 칼로리를 제한하는 데 효과적인 식재료예요. 단호박도 후숙에 따라 맛의 차이가 아주 큽니다. 겉보기에 초록빛이 선명한 것보다 군데군데 주황색으로 익어가는 과정에서 당도도 높아지는데, 잘 익은 단호박은 눈이 번쩍 뜨일 만큼 맛있어요.

뉴질랜드산 단호박은 연중 저렴하고 쉽게 구할 수 있고, 여름과 가을에는 제주산 미니 밤호박도 먹을 수 있어요. 찌는 시간이 길어질수록 더 부드럽고 촉촉합니다. 퍽퍽한 식감을 원한다면 전자레인지로 조리해보세요. 4~8등분으로 자른 단호박을 접시에 담아 랩을 씌운 뒤 5분씩 끓어, 원하는 정도로 익을 때까지 여러 번 반복해주시면 되어요.

한편 단호박이 너무 딱딱해 손질하기 어렵다고 느끼는 분들이 많을 거예요. 먼저 전자레인지에 8분 정도 돌려 살짝 익혀 한 김 식힌 뒤 자르면 아주 쉽게 자를 수 있어요.

● 옥수수

찰옥수수와 초당옥수수도 좋은 탄수화물 공급원입니다. 옥수수는 중간 부분에 대가 있어 먹는 부분의 무게를 재는 것이 어려운데, 평균 크기인 18cm 내외의 옥수수 하나를 모두 먹는다면 적정량의 탄수화물과 칼로리를 섭취할 수 있어요. 초당옥수수는 달콤하고 사각거리는 식감이 좋으며, 찰옥수수는 특유의 진득하고 구수한 단맛과 든든한 포만감이 좋으니 취향에 맞게 골라 먹으면 됩니다.

**과일** | 사과, 바나나 등

---

● **사과** 150g 1개
　열량 72kcal
　탄수화물 19.1g
　당류 14.3g

● **바나나** 18cm 내외 1개
　열량 105kcal
　탄수화물 26.9g
　당류 14.4g

---

● 사과

사과는 100g이 아닌 150g 정도의 작은 크기 사과 한 개를 기준으로 합니다. 1년 내내 구할 수 있는 가장 친근한 과일이죠. 과일류는 곡류나 구황 작물에 비해 당분이 매우 높아요. 1회 식사량을 기준으로 현미밥의 당분이 0g 수준인 반면 고구마는 7g, 사과는 무려 14g에 달합니다. 체중 감량 식사의 주된 탄수화물 공급원으로 과일류를 선택하면 안 되는 이유예요. 아침에 달콤한 사과와 요거트를 곁들인 식사가 그리울 때 가끔 먹는 정도면 괜찮아요.

　**Tip** 사과와 시나몬 파우더는 환상의 궁합을 자랑해요. 사과에 시나몬 파우더를 살짝 뿌려 먹으면 오븐에 구운 달콤한 애플파이를 연상시키는 풍부한 맛과 향을 즐길 수 있어요!

● 바나나

18cm 내외의 보통 크기 바나나 한 개 기준으로 계산했어요. 칼로리가 낮으면서도 충분한 양의 탄수화물이 함유되어 있고, 가지고 다니며 먹기 편해 외출할 때 특히 좋아요. 무엇보다 바나나의 큰 장점은 칼륨이

풍부하게 들어 있다는 것이에요. 칼륨은 체내 나트륨 배출 효과가 있어 부기 완화에도 좋고 근력 향상과 회복에도 도움을 줍니다. 다만 달콤한 맛만큼이나 당 함량이 높은 점은 유의하세요. 바나나가 익을수록 당분 함량도 높아집니다. 저는 덜 익어 단단하고 살짝 씁쓸한 뒷맛이 남는 연두색 바나나를 정말 좋아하는데요. 바나나는 껍질이 검게 변하기 때문에 냉장 보관하지 말라고 알려져 있지만, 저처럼 덜 익은 바나나를 좋아하는 분들은 껍질을 벗겨 냉장고에 넣어두면 후숙을 막을 수 있으니 참고하세요.

## ● 뿌리채소 | 비트, 당근 등

비트와 당근 등은 녹색 잎채소에 비해 탄수화물 함량이 높아요. 메인 탄수화물로 삼기에는 부족하지만 저탄수화물 식사가 필요할 때 포만감과 든든함을 줄 수 있어 추천해요. 300g 정도를 기준으로 섭취해보세요.

● 찐 비트 300g  **초격차 Pick**
　　열량 69kcal
　　탄수화물 14g
　　당류 8.5g

● 찐 당근 300g
　　열량 93kcal
　　탄수화물 21g
　　당류 7.2g

● 비트

'아침의 여왕'이라는 별명이 있는 비트는 변비 해소에 도움을 줄 뿐 아니라 항산화 성분이 풍부해 혈액 순환 개선, 노화 방지 등에 도움이 된다고 알려져 있어요. 비트를 고구마처럼 쪄서 냉장 보관하면 5일 정도 섭취 가능한데, 은은한 땅의 향과 달콤함이 일품이에요. 300g을 먹어도 탄수화물이 14g 정도라 외식 전후 탄수화물 함량이 낮은 한 끼 식사로 좋아요.

• 당근

당근도 순 탄수화물 함량이 100g당 약 8g으로, 녹색 잎채소에 비하면 적지 않은 양을 포함하고 있어요. 100g을 먹으면 치팅 전후에 더욱 유용한 저탄수화물 식단이 될 수 있고, 굳이 저탄수화물 식단을 할 필요가 없는 경우라면 400g까지 먹어도 괜찮은 양이죠. 당근은 생으로 먹거나 기름에 볶아 먹을 수도 있고, 당근 라페를 만들어 샐러드에 넣어 먹을 수도 있지만 찐 당근만의 담담한 식감과 달콤한 맛도 매력적이니 한번 시도해보세요.

 **기타** | **떡, 빵, 스파게티, 오트밀 등**

기쁜 소식입니다! 떡, 빵, 파스타는 모두 좋은 탄수화물 공급원이에요. 다이어트 중이라고 고구마와 현미밥만 먹어야 하는 것은 아닙니다. 여러분의 식단을 풍부하게 즐겨보세요. 단, 앞서 소개한 식재료들과는 **권장 섭취량이 다르니 잘 확인해주세요.**

| • 쑥떡 | • 통밀 식빵 | • 통밀 파스타 | • 오트밀 |
|---|---|---|---|
| 70g | 1.5장 70g | 100g | 40g |
| 열량 145kcal | 열량 181kcal | 열량 130kcal | 열량 158kcal |
| 탄수화물 32.8g | 탄수화물 28.7g | 탄수화물 26.4g | 탄수화물 27g |
| 당류 0g | 당류 4.2g | 당류 0.8g | 당류 1g |

● 쑥떡

편의상 쑥떡을 소개하지만 절편이나 가래떡, 호박떡, 인절미, 백설기 등 앙금이 들지 않거나 앙금의 비중이 매우 낮은 떡은 대체로 영양 성분이 비슷해요. 떡류는 70g 정도 먹는다면 충분히 맛을 즐기면서도 다이어트에 적합한 탄수화물 공급원으로 활용할 수 있어요. 특히 강도 높은 운동 후 떡을 먹으면 빠르게 체내로 흡수되며 영양을 제공하니, 다이어트 기간에도 가끔 떡을 즐겨보세요.

● 식빵

널리 알려진 상식과 달리, 거칠거칠한 통밀 식빵이든 뽀얗고 쫄깃한 흰 식빵이든 다이어트에 결과적으로 미치는 영향은 미미합니다. 왜냐하면 한 끼에 최대 두 장 이상을 먹지 않기 때문이지요. 실제로 시중에 유통되는 통밀 식빵은 통밀 함유량이 매우 낮은 수준이라 흰 식빵과 영양 성분에서 큰 차이가 없어요. 그러니 좋아하는 종류의 빵을 즐기면 됩니다. 통밀 식빵이 건강과 다이어트에 이로울 것이라 생각해 맛도 포기한 채 훨씬 비싼 가격을 지불하고 주문해 먹을 필요가 전혀 없어요. 매일 빵을 쌓아두고 먹는 경우가 아니라면요.

식빵은 한두 장, 사워도우나 바게트, 베이글 등 각종 빵은 70g 정도로 소분해 냉동 보관하면 한 달 이상 먹을 수 있습니다. 주말 아침, 왠지 빵이 그리운 순간에 꺼내 드세요. 단, 이 경우에도 물과 소금, 효모 위주로 만들어진 담백한 '식사빵'만 해당됩니다.

● 파스타

통밀 파스타도 일반 밀가루 파스타와 큰 차이가 없으니 취향에 따라 즐기세요. 스파게티 면부터 푸실리, 라자냐에 이르기까지 삶은 파스타

기준으로 100g을 섭취할 수 있습니다. 건면 기준으로는 약 40g에 해당되어요. 파스타는 삶은 뒤 건져 넓은 쟁반에 올리고 올리브유를 살짝 둘러 면을 코팅한 다음 비닐봉지에 100g씩 소분해 냉장고에 넣어두면 일주일 정도는 신선하게 즐길 수 있어요. 냉동 보관은 불가능합니다.

## ● 오트밀

귀리를 압착해 만든 곡류 가공품으로 소위 '골판지 맛이 난다'며 호불호가 갈리는 식재료예요. 한 팩을 산 후 선반에 먼지만 쌓이는 신세를 면치 못하는 경우가 많아 일반적으로 추천하지는 않아요. 또 오트밀을 추가 가공해 수제 그래놀라 등을 만들기도 하는데, 이 과정에서 당류와 지방이 많이 첨가된다는 점은 감안해주세요. 우리에겐 신선하고 자연스러운 '귀리밥'이 있으니 우선순위에서는 조금 밀리지만 이 슴슴한 맛을 즐기신다면 고려해보세요. 단, 1회 제공량은 오트밀, 그래놀라 모두 30~40g 정도입니다.

# 근육을 만드는
# 단백질

다이어트 하면 닭가슴살이라고요? 돼지고기, 생선과 새우, 두부에
이르기까지 닭가슴살 외에도 다양한 선택지가 있습니다.

다만 단백질도 정량을 지켜야 해요. 단백질은 살이 안 찐다는
잘못된 상식이 있지만 단백질도 과다 섭취할 경우 탄수화물과 같이
체내에서 당분으로 분해되어 결국 지방으로 축적됩니다.

근육 보존과 효과적인 체지방 연소를 위해 매끼 20g 이상의
단백질을 섭취하면 좋아요. 만약 운동을 하며 근육량을 늘리고자
한다면 현재 체중 숫자의 1.5배 단백질을 먹도록 해요.

예를 들어 몸무게가 60kg인 경우 하루 평균 90g 내외의 단백질을
섭취하기를 권합니다. 앞으로 소개할 단백질은 100g 분량당 25g
내외의 단백질이 함유되어 있답니다.

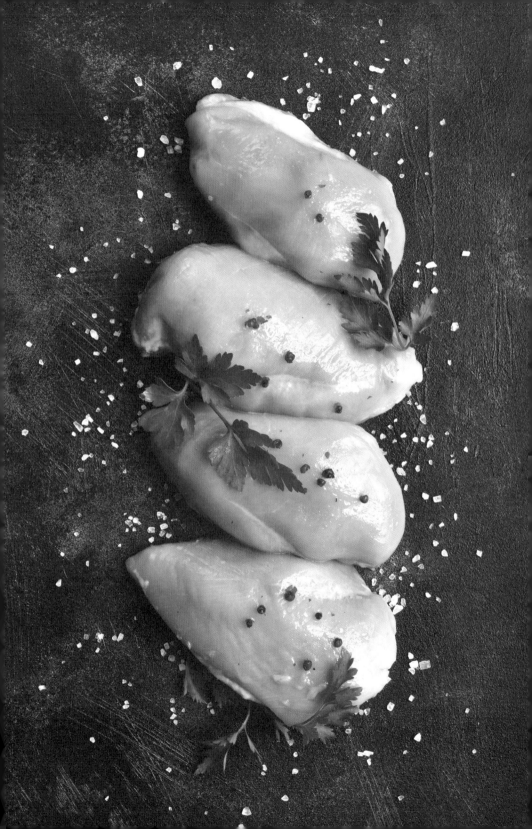

**닭고기** | 닭가슴살 100g(단백질 22.9g)
닭안심살 100g(단백질 23g)

닭고기만큼 싸고 맛있는 단백질이 있을까요? 닭가슴살과 닭안심살은 모두 지방 함량이 매우 낮고 단백질이 풍부해 다이어트 시 필수 식재료예요. 성분은 비슷하나 닭안심살이 닭가슴살보다 더 부드러워요.

가장 추천하는 것은 냉장 생닭가슴살입니다. 냉동보다는 신선한 냉장 제품이 비리거나 퍽퍽하지 않아요. 반면 바로 먹을 수 있도록 조리된 제품은 휴대하기도 좋고 먹기 간편하다는 장점이 있죠. 단, 큐브나 스테이크, 만두, 소시지 형태의 가공품은 지양하고 닭가슴살 원물 함량이 90% 이상인 통닭가슴살 제품을 선택하세요. 하림이나 마니커 냉장 닭가슴살을 추천합니다. 냉동 닭가슴살보다는 유통기한이 짧지만 촉촉하고 맛있어요.

**생닭가슴살 맛있게 굽기**

보통 110g 내외인 닭가슴살 한 덩이를 중불의 팬에 예열 없이 올려 구우면 됩니다. 프라이팬 성능이 좋다면 오일은 생략하거나 표면에만 살짝 발라 구워도 좋아요. 닭가슴살을 통째 구우려 하지 말고 앞뒷면이 가볍게 익으면 가위를 이용해 주사위 크기로 잘라 팬 위에서 굴려가며 살짝만 구워주세요. 미디엄 정도의 아주 부드럽고 촉촉한 닭가슴살을 즐길 수 있어요. 완벽하게 익히지 않아도 괜찮습니다!

● 스테이크 시즈닝을 톡톡 뿌려 구우면 훨씬 더 맛있어요.
● 매콤하게 먹고 싶다면 닭가슴살을 구울 때 쯔유 1숟갈을 두르고 가위로 청양고추 하나를 쫑쫑 썰어 넣어주세요. 매콤한 감칠맛에 놀라실 거예요.

| 소고기 | 홍두깨살 100g(단백질 22.9g) |
| | 우둔살 100g(단백질 22.1g) |
| | 부채살 100g(단백질 26.1g) |

소고기는 미네랄과 철분, 셀레늄, 비타민 B 등이 풍부하고 닭고기 등의 백색육에는 부족한 크레아틴이 함유되어 있어요. 크레아틴은 웨이트 트레이닝에 도움을 주는 성분이니 근력 향상을 위해 운동한다면 닭고기만 고집하지 말고 소고기도 종종 먹으면 좋아요. 그중에서도 홍두깨살과 우둔살, 부채살이 단백질 함량은 높고 지방 함량은 적어 체중 감량에 적절합니다. 홍두깨살과 우둔살은 등심이나 안심에 비해 질기니 작은 크기로 잘라 드세요. 입안에서 오래 씹으며 특유의 풍미를 즐길 수 있죠. 코스트코나 트레이더스 등의 창고형 매장에서는 수입산 소고기를 대용량으로 저렴하게 팔아요. 100g씩 소분해 냉동실에 넣어두고 필요할 때마다 꺼내 해동해 구워 먹으면 좋아요.

| 돼지고기 | 돼지 안심 100g(단백질 20.7g) |
| | 앞다리살, 뒷다리살 100g(단백질 20.6g) |

돼지 안심이나 앞다리살 모두 지방 함량이 낮아 체중 감량식으로 적절합니다. 생고기를 직접 구워 먹어도 좋고, 안심을 그대로 사용해 만든 통햄 형태도 정말 맛있어요. 노브랜드에서 판매하는 한트바커 훈제안심은 팬에 겉면만 살짝 구우면 되는데 훨씬 다채로운 식단을 즐길 수 있습니다. 구운 채소와 곁들이면 멋진 브런치 레스토랑이 부럽지 않죠. 다만 나트륨 함량이 다소 높으니 곁들이는 채소류는 담백하게 준비하세요.

| 생선류 | 연어 100g(단백질 21.6g) |
|---|---|
| | 틸라피아(코스트코) 110g(단백질 23g) |
| | 가자미 150g(단백질 22g) |
| | 데친 오징어 150g(단백질 26.5g) |
| | 데친 새우 100g(단백질 26.6g) |
| | 참치캔 150g 1캔(단백질 18g) |

연어는 사랑입니다! 신선한 생연어를 잘라 귀리밥에 올려 덮밥 형태로 먹어도 맛있고, 살짝 익혀 스테이크처럼 먹어도 좋아요. 연어는 껍질 쪽이 아래로 가게 해 구우면 자연스럽게 기름이 빠지며 겉면이 바삭해져요. 아랫면이 모두 익으면 불을 끄고(!) 연어를 뒤집어 윗면은 프라이팬에 남은 열로 살짝만 익혀주세요. 아주 촉촉하고 부드러운 연어구이를 즐길 수 있어요. 연어를 잘라 굽거나 속까지 다 익을 정도로 오래 익히지 마세요.

코스트코 틸라피아는 다이어터 사이에서 정말 유명해요. 민물고기 틸라피아를 110g 정도로 한 덩이씩 소분해 판매하는데 식감이 부드럽고 촉촉해 닭고기가 질렸을 때 특히 반가운 식재료예요. 약간의 흙 맛이 느껴질 수 있으니 레몬즙을 마지막에 뿌려보세요.

가자미와 갈치, 삼치, 고등어 등 마트에서 구할 수 있는 대부분의 생선도 훌륭합니다. 머리와 꼬리는 제거하고 뼈를 포함해 대략 150g 정도의 원물을 구워 먹으면 순 살코기 100g 정도로 적절한 양의 단백질을 섭취할 수 있어요. 식재료 자체에 제한을 두지 말고 신선한 재료가 있으면 다양하게 시도해보세요.

오징어와 새우도 탱글탱글하고 쫄깃한 식감이 매력적이죠. 팔팔 끓는 물에 소금을 약간 넣고 20초 정도 데치면 충분해요. 오일을 살짝 두른 팬에서 구워도 좋아요. 오징어는 수분이 많아 데친 뒤의 무게를 기준으로 150g 정도 섭취하세요.

참치캔도 좋은 단백질입니다. 체에 담은 뒤 뜨거운 물을 끼얹어 기름기를 씻어내고 꽉 짜 사용하면 좋아요. 다만 150g 참치캔 하나의 단백질 함량은 18g으로 다소 낮은 편이니, 최고의 궁합을 이루는 삶은 달걀 하나를 더해보세요. 낫토 한 팩도 좋아요.

**비건**
두부 300g(단백질 21g)
풀무원 두부면 1회분(단백질 15g)
베네핏츠 단백질제면소 식단면 1회분
(단백질 36g, 탄수화물 22g)
삶은 콩 모둠 150g(탄수화물 25g, 단백질 24g)

식물성 단백질은 한 가지 이상의 필수아미노산이 결핍된 불완전 단백질이라는 지적도 있지만 육류에 비해 포화지방과 콜레스테롤이 현저히 낮고, 질환 예방과 생명 유지 활동에 중요한 필수지방산을 포함해 불포화지방산이 충분해요. 또 식이섬유와 이소플라본Isoflavone이 풍부한데, 이는 혈관계 질환 위험을 낮추고 정장 활동을 도우며 암세포를 억제한다고 알려져 있죠.

하루 한 끼 혹은 일주일에 하루 정도는 식물성 단백질로 식단을 꾸려보는 것은 어떨까요? 두부 300g은 든든한 포만감과 함께 충분한 단백질을 제공합니다. 최근에는 두부면도 쉽게 구할 수 있어요. 대표적으로 풀무원 두부면은 파스타 소스나 국물 요리에도 어울리고, 탄수화물 함량이 낮아 대부분의 파스타 소스에 들어가는 당류를 보완하는 좋은 식재료예요. 다만 두부면 1회분은 단백질 함량이 약간 부족해 새우나 소고기 등의 다른 단백질을 30~50g 정도 넣으면 완벽한 식사를 준비할 수 있어요. 요즘 당뇨 환자들에게 각광받고 있는 베네핏츠 단백질제면소 식단면은 1회분(100g)에 단백질이 36g이나 들어있어 탄수화물 대체용으로 활용하기 좋아요. 일반 소면에 비해 탄수화물은 낮은데 단백질 함량은 높아 면을 먹고 있지만 단백질을 충분히 보충할 수 있는 제품이죠.

편의상 '단백질'로 분류했지만 콩은 탄수화물과 단백질을 모두 많이 함유하고 있어요. 콩 종류에 따라 영양 성분의 비중은 조금씩 달라져요. 삶은 서리태는 100g당 탄수화물 13g과 단백질 15g이 들어 있어 단백질이 약간 더 많고, 삶은 병아리콩에는 100g당 탄수화물 27g, 단백질 8g 내외가 함유되어 탄수화물 식품에 더 가까워요. 그래서 콩을 식단에 넣는다면 탄수화물과 단백질의 복합체로 보셔야 해요.

서리태나 약콩, 병아리콩은 1년 내내 마트에서 구할 수 있고 계절에 따라 호랑이콩, 햇강낭콩도 출하되어요. 콩을 장바구니에 담았다면 미리 삶아 냉장고에 보관해두었다 종류에 상관없이 콩 무게의 총합이 150~200g 정도를 샐러드에 뿌려 드세요. 콩을 삶는 것이 귀찮다면 흰 강낭콩(버터빈), 강낭콩(볼로티빈), 렌틸콩 등 통조림 제품도 잘 출시되어 있어요. 정말 질 좋은 탄수화물과 단백질을 섭취할 수 있답니다.

**기타** | **커클랜드 그릭요거트** 250g(단백질 25g)
**달걀** 2개(단백질 15g)

**#그릭모닝**이라는 해시태그가 있을 만큼 그릭요거트는 아침에 잘 어울리는 식단이에요. 특유의 신선한 풍미와 진득한 질감도 좋고, 신선한 과일 토핑과도 멋지게 어울리죠. 성분을 고려할 때 가장 추천하는 제품은 커클랜드 그릭요거트예요. 100g당 단백질 10g, 탄수화물 4g에 지방은 무려 0g으로 완벽하게 순수한 단백질 식품에 가까워요. 농도도 적당하고요. 시중 수제 그릭요거트는 맛은 좋지만 대부분 단백질보다 지방 함량이 더 높아 다이어트 기간에는 추천하지 않아요. 예컨대 100g당 지방은 7g, 단백질은 5~6g 수준이라 지방의 칼로리가 단백질의 2.5배에 가깝죠. 커클랜드 그릭요거트의 압도적인 성분을 따라오는 제품은 거의 없습니다. 그릭요거트 250g에 추가 탄수화물로 바나나, 블루베리, 사과 등 섬유질이 풍부한 신선한 과일을 올려 드시면 아주 좋아요. 아 참, 고소한 맛을 좋아한다면 피넛버터 파우더를 뿌려보세요! 눈이 번쩍 뜨이는 맛입니다.

달걀 한 개에는 단백질 6~7g, 지방 6g 내외로 지방 함량이 높아요. 대신 포만감이 크다는 장점이 있죠. 여성을 기준으로 달걀 두세 개면 충분해요. 단백질이 조금 부족하다고 느껴질 수 있지만 낫토 한 팩을 곁들이면 영양분도 충분하고 맛의 궁합도 좋습니다. 달걀노른자에 지방이 많다고 흰자만 먹는데, 저는 추천하지 않아요. 달걀노른자에는 비타민 A, D, E와 오메가 3, 루테인 등 모든 영양 성분이 응축되어 있을 뿐만 아니라 풍미도 좋아요. 만약 달걀노른자의 지방이 걱정된다면 흰자만 골라 먹기보다는 차라리 닭가슴살 등의 다른 단백질을 선택하세요.

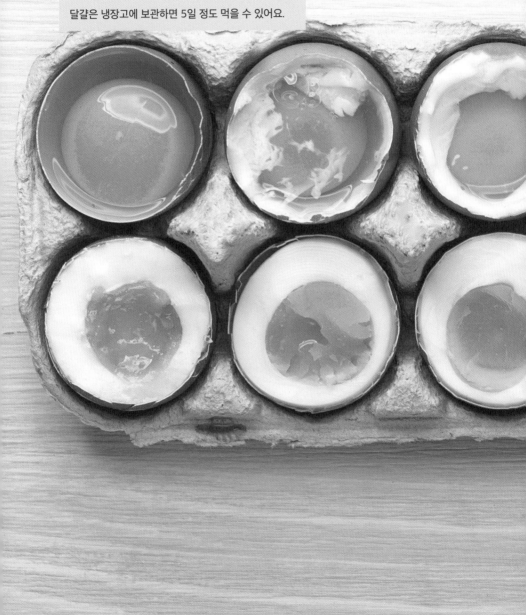

**달걀 맛있게 삶기**

　달걀은 실온에 꺼내둔 뒤 삶는 것이 좋다고 하지만 저는 늘 바빠 냉장 상태의 달걀을 바로 삶는 경우가 많아요. 물을 먼저 팔팔 끓인 뒤 달걀을 넣고 시간을 재면 됩니다. 저는 8분간 삶은 촉촉한 반숙을 가장 선호하는데, 취향에 따라 삶는 시간을 조절해보세요. 삶은 달걀은 냉장고에 보관하면 5일 정도 먹을 수 있어요.

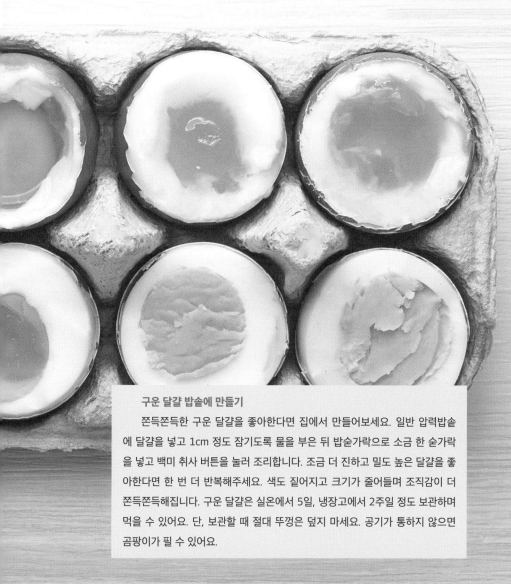

### 구운 달걀 밥솥에 만들기

쫀득쫀득한 구운 달걀을 좋아한다면 집에서 만들어보세요. 일반 압력밥솥에 달걀을 넣고 1cm 정도 잠기도록 물을 부은 뒤 밥숟가락으로 소금 한 숟가락을 넣고 백미 취사 버튼을 눌러 조리합니다. 조금 더 진하고 밀도 높은 달걀을 좋아한다면 한 번 더 반복해주세요. 색도 짙어지고 크기가 줄어들며 조직감이 더 쫀득쫀득해집니다. 구운 달걀은 실온에서 5일, 냉장고에서 2주일 정도 보관하며 먹을 수 있어요. 단, 보관할 때 절대 뚜껑은 덮지 마세요. 공기가 통하지 않으면 곰팡이가 필 수 있어요.

# 신선하고 든든한
# 채소

칼로리보다 더 중요한 것은 온전히 한 끼를 따스하고
충분하게 즐긴다는 정신적, 물리적 포만감입니다.
자연의 영양을 가득 담은 채소를 음미하며 넉넉히 배부를
만큼 먹어야 다음 끼니까지 불필요한 허기나 간식에 대한
욕구를 느끼지 않고 음식의 강박에서 벗어날 수 있어요.
여기서 소개하는 채소는 칼로리와 양을 따지지 말고 원하는
만큼 넉넉히 드세요. 풀도 코끼리처럼 먹으면 살이 찐다고요?
단언컨대 다음에 소개하는 채소들은 그럴 일이 결코
없습니다.

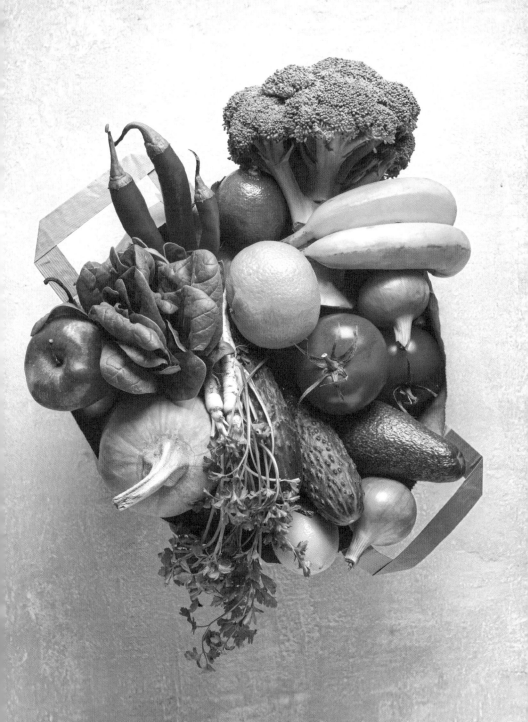

# 포만감을 주는 채소

애호박, 방울토마토, 양배추, 배추, 파프리카,
브로콜리, 아스파라거스, 가지 등

---

● 애호박

초격차 식단에서 가장 사랑받는 재료예요. 애호박을 길게 4등분한 뒤 주사위 크기로 토각토각 썰어 뜨겁게 달군 팬에 겉이 살짝 그을리도록 익혀보세요. 속이 전부 익지 않아도 됩니다. 한국인에겐 낯설겠지만 애호박은 맛이 달고 성분이 순해 생으로 먹어도 되는 채소예요. 프랑스 파리에 출장 갔을 때 미쉐린 스타 레스토랑 'Table'의 브루노 베르쥐Bruno Verjes 셰프에게 배운 방법이죠. 조금 더 짭짤한 맛을 원한다면 구울 때 스테이크 시즈닝을 뿌려도 좋아요. 애호박의 새로운 맛에 놀라게 될 거예요.

● 방울토마토

생으로 먹어도 좋고 애호박처럼 뜨거운 팬에서 겉면을 익혀 먹어도 좋아요. 겉면을 익히면 새콤달콤함이 배가되고, 입에 넣었을 때 뜨거운 수프 주머니처럼 톡 터지며 새로운 감각을 자극해요. 최근에는 출하 전 스테비아를 넣어 아주 달콤한 스테비아 방울토마토도 출시되었는데, 알사탕을 먹는 것처럼 달콤한 맛에 간식이나 디저트가 그리울 때 좋은 대체재가 됩니다. 토마토를 생으로 먹을 때는 얼음을 가득 넣은 물에 10분 정도 담가두었다가 드셔보세요. 조직감이 훨씬 단단해지며 단맛도 높아집니다.

● 양배추

저렴하면서도 정말 무궁무진한 방법으로 즐길 수 있는 채소예요!

● 찜으로 먹기

접시에 물을 담고 먹기 좋게 자른 양배추를 올린 뒤 랩을 씌워 전자
레인지에서 5분간 돌리면 쉽게 양배추찜이 됩니다. 쌈을 싸 먹어도 좋
고, 냉장고에 넣어두고 간식 대신 꺼내 먹으면 아삭하고 달콤한 특유의
매력이 있어요. 유자 폰즈소스에 살짝 찍어 먹어도 맛있어요.

● 구이로 먹기

올리브유를 살짝 두른 팬을 뜨겁게 달구고 작게 자른 양배추를 넣어
겉면이 살짝 그을릴 정도로 볶아주세요. 소금으로 간을 맞추고 먹기 직
전 식초를 듬뿍 두르면 유명 내추럴 와인 바의 안주를 연상시키는 미각
경험을 선사할 거예요. 소금 대신 굴 소스나 쯔유, 혹은 간장을 넣고 청
양고추를 썰어 넣으면 중화풍 느낌으로 변신해요.

● 샐러드로 먹기

양배추를 얇게 채 썰어 유자 폰즈소스를 두르면 그 자체로 정말 맛
있는 샐러드가 되죠. 참깨 드레싱처럼 색이 탁한 소스는 대체로 칼로리
가 높으니 피하세요.

● 배추

잎사귀를 몇 개 뜯어 적당한 크기로 잘라 끓는 소금물에 데친 뒤 소
금과 참기름을 약간 넣고 버무려 먹어요. 또 알배추를 길게 4등분해 팬
에 굽거나 찜기에 찐 뒤 유자 폰즈소스를 뿌려도 맛있어요.

● 파프리카

잘 고른 파프리카는 망고보다 더 맛있습니다. 아이러니하게도 파프리카를 맛있게 먹는 법은 맛있고 신선한 파프리카를 구입하는 방법밖에 없어요. 파프리카는 조직 속에 꽉 들어찬 수분의 아삭하고 시원한 느낌과 특유의 달콤함을 즐기는 채소입니다. 마트에서 파프리카를 고를 때 껍질이 아주 딱딱할 정도로 탄력 있고 단단한지 확인하세요. 시간이 지나면 수분이 빠지며 질긴 듯 물렁하고 쭈글쭈글한 느낌이 있는데, 한눈에 봐서는 확인하기 힘드니 잘 살펴 신선한 것을 제대로 고르세요! 파프리카 마니아라면 한번에 2kg 정도씩 농장에서 직접 배송받는 방법도 고려할 수 있습니다. 저는 집중적인 체중 감량 시기에 파프리카 덕을 많이 봤답니다.

신선한 파프리카는 냉장고에서 일주일간은 멀쩡해요. 신선도를 오래 유지하는 방법은 키친타월에 물을 흠뻑 적신 뒤 파프리카를 감싸고 하나하나 랩으로 싸 냉장고에 보관하는 것이에요. 하지만 저는 이런 방법이 조금 번거로워 냉장고 채소칸 하나를 파프리카로 가득 채우고 적신 타월을 이불처럼 덮어둬요. 냉장고가 건조해 하루면 타월이 바싹 말라 있어요!

바로 먹을 파프리카는 적당한 크기로 썰어 냉장고에 보관하면 2~3일은 충분히 신선하고 아삭하게 즐길 수 있어요. 생으로 먹어도 좋고, 약간 신선도가 떨어질 때에는 뜨거운 팬에 겉면을 태우듯 익히면 달콤한 풍미가 올라와 색다른 맛을 즐길 수 있어요. 특히 구운 소고기와 아주 잘 어울립니다.

● 브로콜리

우수한 영양을 설명할 필요가 없을 정도로 유명한 슈퍼 푸드예요. 적당한 크기로 자른 브로콜리는 물에 헹군 뒤 팔팔 끓는 물에 소금 한 숟가락과 함께 넣고 곧바로 불을 꺼주세요. 30초 정도면 충분합니다. 더 익히면 안 되어요! 체에 건져 물기를 제거하고 냉장고에 보관하면 3일 이상 적당히 아삭한 브로콜리를 즐길 수 있어요. 먹기 전, 뜨거운 팬에 겉면을 태우듯 익히면 고소한 풍미가 올라와 또 다른 매력을 느낄 수 있답니다.

● 아스파라거스

봄의 전령사 아스파라거스는 다이어트 식단을 화려하게 만드는 황태자예요. 4월부터 초여름까지 제철인 아스파라거스는 농장에서 1kg 단위로 주문하세요. 네이버에 '아스파라거스'를 검색하면 쇼핑 섹션에서 농장에서 직접 판매하는 상품을 살 수 있어요. 주의할 점은 가장 굵은 1번 아스파라거스를 사야 진정한 맛을 즐길 수 있다는 거예요. 숫자가 작을수록 굵은 아스파라거스입니다. 아스파라거스는 필러(감자칼)로 중간 아랫부분의 껍질을 슥슥 벗긴 뒤 오일을 두른 팬에 굴려가며 구우면 완성됩니다. 달걀과 최고의 궁합을 자랑하고 노브랜드의 한트바커 훈제안심을 곁들이면 유명 브런치 카페 못지않은 요리를 즐길 수 있어요.

# 풍미를 더하는 채소

매운 고추, 허브, 각종 샐러드 채소, 버섯, 해조류 등

---

● **꽈리고추**

여름이 제철인 꽈리고추. 팬에 겉을 태우듯 구워 먹어보세요. 오일을 살짝 둘러도 좋고 그냥 구워도 됩니다. 소고기와 돼지고기, 닭고기 등 모든 육류와 아주 매력적인 조합을 이룹니다.

● **청양고추**

무슨 음식에 넣어도 매운맛과 감칠맛 Up! 비타민 C 함량도 높아요. 0칼로리에 가까우니 고기 구울 때는 물론이고 국수, 덮밥, 볶음밥이나 샐러드 만들 때에도 취향에 맞게 넣어보세요.

● **고수, 바질, 로즈메리, 타임, 민트 등 각종 허브**

국물 요리와 구이, 샐러드 등에 좋아하는 허브를 창의적으로 더해보세요. 몇 가지 허브만으로도 음식의 풍미가 달라지고 독특한 매력이 생겨납니다. 바질은 샐러드와 샌드위치 등에 신선한 매력을 더하고, 고수는 쌈에 곁들이거나 카레, 볶음밥, 국수 등에 넣으면 갑자기 동남아시아 여행이 떠오를 거예요. 요거트 볼에 과일과 함께 민트 잎을 올리면 보기도 좋고 상큼함이 폭발하죠. 다양한 허브는 자연식을 즐기는 멋진 방법이니, 마트나 시장에서 새로운 허브를 본다면 여러분의 창의력을 믿고 한번 도전해보세요.

● 샐러드 베이스가 되는 채소

(양상추, 치커리, 라디치오, 루콜라, 케일 등)

마트에서 편리하게 한 끼 분량으로 소분된 샐러드용 잎채소를 사도 좋지만 두세 가지 채소를 사서 직접 다듬어 냉장 보관하면 합리적인 예산으로 충분한 양을 준비할 수 있어요. 채소는 물에 씻어 적당한 크기로 자르고 물기를 최대한 제거한 뒤 밀폐 용기에 키친타월을 깔고 보관하면 일주일 정도 신선하게 즐길 수 있습니다.

● 버섯

가장 흔히 구할 수 있는 새송이버섯, 팽이버섯, 표고버섯, 양송이버섯을 비롯해 저마다 독특한 생김새와 풍미를 지닌 버섯은 식단에 포만감을 더하는 재료로도 좋고, 간식이나 야식이 당길 때 그냥 먹기에도 정말 좋아요. 버섯을 맛있게 굽는 비결은 '소금' 혹은 '스테이크 시즈닝'이에요! 뜨겁게 달군 팬에 오일을 약간 두르고 버섯을 넣은 뒤 소금이나 스테이크 시즈닝을 뿌려 구우면 훨씬 촉촉하고 감칠맛이 더해집니다. 오일로 인한 추가 칼로리가 신경 쓰인다면 기름 대신 물을 약간 넣고 구워도 괜찮아요.

특히 저는 풍미가 확실한 생표고버섯을 가장 좋아해요. 표고버섯을 뜨겁게 구워 발사믹이나 와인 식초를 살짝 둘러 먹어보세요. 칼로리를 걱정할 필요가 없는 간식이나 야식으로 최고예요. 한편 따뜻한 국물 요리나 볶음, 파스타에는 팽이버섯을 듬뿍 넣으면 양도 늘어나고(!) 특유의 아삭한 식감과 풍부한 채소즙이 잘 어울리죠. 팽이버섯은 후추와도 궁합이 정말 좋아요. 새송이버섯은 오일을 두른 팬에 스테이크 시즈닝과 함께 겉면을 노릇하게 구우면 쫄깃쫄깃 맛있어요.

● 한식 나물류

흔히 다이어트 식단에는 한식 식재료를 배제하곤 합니다. 한식 반찬에 설탕, 올리고당 등 당류가 많이 들어가 좋지 않다고 하지만 나물은 설탕을 넣지 않으니 충분히 가능해요. 밥 100g과 강한 양념을 하지 않은 각종 나물을 넣고 비벼 먹으면 건강에도 좋고, 혈중 한국인 농도가 벅차오르는 맛의 즐거움을 느낄 수 있죠. 나물 비빔밥에는 당 함량이 높은 고추장 대신 간장이나 유자 폰즈소스를 살짝 넣어보세요. 훨씬 더 맛있답니다.

● 해조류

최근에는 물에 10초 정도만 불리면 바로 완성되는 말린 해초 샐러드 상품이 다양하게 출시되어 있어요. 1인분씩 소분되어 사용하기 편리하고 건조 제품이라 장기 보관하기에도 좋아요. 해조류는 특히 유자 폰즈소스와 잘 어울리고 오이, 양파 등과도 최고의 궁합을 자랑합니다.

● 그리고 더 다양한 제철 채소들

시장과 마트에서 계절마다 변화하는 식재료를 직접 눈으로 보는 것도 체중 감량 식단을 실천하는 중요한 행동 중 하나예요. 단순히 식탁에 차려진 음식을 먹는 것이 아니라 직접 장을 보고 무엇을 먹을지 계획하는 것도 큰 즐거움이죠. 영양 성분이 궁금하다면 스마트폰으로 바로 검색해보세요. 단, 칼로리보다는 영양 성분의 구성이 훨씬 중요합니다.

> **구글에서 식재료 영양 성분 찾기**
> 국내 검색 엔진에서 칼로리만 나오고 탄/단/지 함량을 표기한 영양 성분을 찾기 힘들다면 구글에서 검색해보세요. 식재료의 영문 이름과 'nutrition facts'를 검색하면 거의 모든 내용을 찾을 수 있어요. 예를 들어 비트의 영양 성분은 'beetroot nutrition facts'라고 구글링하면 됩니다.

이 책에서 자연의 모든 식재료를
다 소개할 수는 없어요. 모험심을 갖고
다양한 제철 재료를 구입해 찌거나
굽거나 데쳐 먹어보세요. 너무 어렵게
생각할 것 없어요. 잘 익히고
소금 간만 적당히 하면 대체로
맛있을 테니까요!

# 쉽고 빠르게
# 소스와 맛내기 재료

다이어트 기간에 소스 없는 생채소만 먹어야 한다고
생각했다면, 마음이 편해지는 소식이에요! 시판 소스와
양념을 적절히 활용하면 클린하면서도 충분히 맛있는 식단을
즐길 수 있답니다. 단, 중요한 것은 '양 조절'이에요.
최소한의 양을 사용하는 것을 원칙으로, 한두 스푼이
만들어내는 맛의 차이를 즐겨보세요.

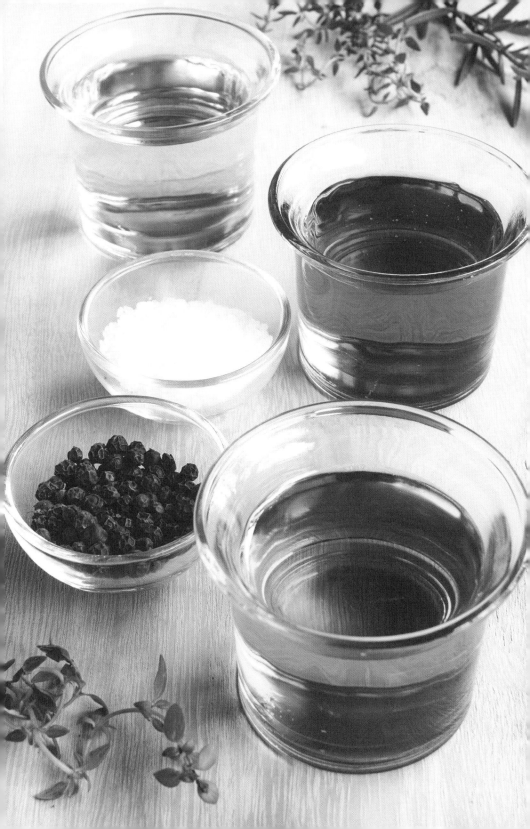

### ● 다양한 브랜드의 스테이크 시즈닝

고기를 구울 때도 좋고, 채소와도 아주 잘 어울려요. 시중에 다양한 블렌딩의 스테이크 시즈닝이 있는데 입맛에 맞는 것을 찾았다면 구운 채소의 맛이 환상적으로 업그레이드되어요. 몇 가지 시즈닝을 구비해두고 기분과 입맛에 따라 사용해보세요.

### ● 트레이더스 갈릭 스테이크 시즈닝

마늘 맛과 감칠맛이 많이 납니다. 닭고기, 채소와 아주 잘 어울려 가장 즐겨 사용하고 있어요.

### ● 맥코믹 몬트리얼 스테이크 시즈닝

향신료와 후추 맛이 더욱 두드러져 돼지고기나 소고기를 구울 때 잘 어울려요. 채소의 풍미도 한층 올려줍니다.

### ● 몬티 바질 페스토

신선한 바질과 올리브유, 잣을 넣고 바로 갈아 만든 바질 페스토에 비하면 아쉽지만 샐러드나 샌드위치의 풍미를 한껏 올려줘요. 다양한 시판 브랜드 제품을 먹어본 결과 몬티 바질 페스토가 가장 맛있습니다. 유통 기한도 길어 냉장고에 두고두고 먹을 수 있어요. 빵에 바르거나 샐러드에 넣을 때 다진 마늘을 약간 섞으면 더욱 그럴싸해요. 하지만 페스토 병에 다진 마늘을 넣고 미리 섞어두면 쉽게 상할 수 있으니, 요리를 할 때마다 넣어주세요.

### ● PB fit 피넛버터 파우더

정말 맛있어요! '할매 입맛'이라고 스스로 생각하는 분들에게는 필수 아이템이에요. 보통 피넛버터는 지방과 당 함량이 높아 다이어트 기간에 상상할 수 없는 식재료인데, 이 제품은 분말 형태의 피넛버터로 풍미는 그대로 유지한 채 지방 함량을 극도로 낮췄어요. 게다가 큰 밥숟가락으로 두 개에 해당하는 16g당 단백질이 8g이나 들어 있으니, 절반이 단백질인 셈이죠. 두부를 바짝 구워 버무려 먹으면 인절미 맛이 납니다. 두유에 섞어 마시거나 샐러드에 뿌려 먹어도 맛있어요.

### ● 레이크쇼어 아이리쉬 위스키 홀그레인 머스타드

제가 인스타그램 스토리에 올리고 품절대란이 일어났을 정도인 레이크쇼어 홀그레인 머스타드! 도루묵 알처럼 톡톡 터지는 식감과 적당한 산미, 감칠맛은 특히 구운 채소에 생기를 불어넣어요. 샐러드에 토핑처럼 올리거나 귀리밥과 섞어 먹어도 좋고 샌드위치에 넣어도 일품이에요.

### ● 간장류와 폰즈소스

간을 잘 맞춘 음식은 항상 기본 이상의 맛을 보장해요. 간장은 소금에 없는 감칠맛이 있어 더욱 입맛을 돋워줍니다. 그중에서도 폰즈소스는 샐러드부터 비빔밥까지 가장 쓰임이 많은데, 다양한 브랜드 중 '기꼬만 폰즈 유즈카'가 압도적으로 맛있어요. 간장 외에 연두와 쯔유도 나물 요리나 국물 요리에 편리하게 사용하기 좋아요.

● 샘표 연두, 기꼬만 유자 폰즈, 쯔유, 양조간장

● **육수류**

국물 베이스의 요리를 할 때 정말 편리하고 유용해요. 국물 요리는 치팅데이 전후 저탄수화물 식단을 하는 경우에 특히 빛을 발한답니다. 그리고 치킨스톡은 볶음밥이나 파스타에도 아주 유용하게 사용할 수 있어 꼭 하나쯤 구비해두시길 권해요.

 ● CJ 산들애 처음부터 육수(황태/가쓰오/멸치다시마), 청정원 쉐프의 비프스톡/치킨스톡

● **오일**

초격차 식단에서는 탄수화물과 단백질의 양만 정하고 지방은 따로 챙기지 않아요. 각 식재료에도 이미 지방이 포함되어 있고, 아무리 피하려고 해도 조리 과정에서 어느 정도의 지방이 포함될 수밖에 없기 때문이에요. 대부분의 식단에서는 올리브유나 약간의 참기름 또는 들기름 외에는 사용하지 않습니다.

 ● 엑스트라 버진 올리브유, 참기름, 들기름

● **식초**

구운 채소의 풍미를 한꺼번에 올리는 화룡점정의 비결은 바로 '식초'에 있답니다. 소금을 더 넣고 싶을 때 식초를 넣으면 밸런스가 확 잡히는 느낌을 받을 수 있어요. 와인 비니거, 발사믹 식초, 현미식초와 일반적인 사과식초 등 각각의 맛이 조금씩 다르므로 다양한 식초를 하나하나 구비해 골라 먹는 즐거움을 느껴보세요. 샐러드와 채소에 기본으로 추천하는 것은 레드와인 식초입니다.

● 시판 소스

토마토소스, 크림소스, 레토르트 카레 등 시판 소스를 활용하면 식단의 지루함을 극복할 수 있어요. 단, 주의할 점은 섭취량입니다. 한번에 밥숟가락으로 두세 개 정도만 사용하세요. 특히 생닭가슴살이나 곡류와 잘 어울려요.

● 다양한 파스타 소스, 티아시아 뿌빳뽕커리 등 레토르트 카레류

● 매운맛

아무리 다이어트 식단이어도 매운맛을 포기할 수는 없죠. 다행히 매운맛의 소스는 보통 칼로리가 높지 않아요. 다만 나트륨 함량이 높으니 너무 많이 사용하지는 마세요. 가장 대중적으로 사랑받는 스리라차도 좋고, 새콤한 맛이 더해진 미국식 핫소스와 깔끔한 청양고추 맛의 연두 청양초도 훌륭합니다. 저는 모두 구비해 바꾸어가며 사용하고 있어요.

고형 식재료 중에는 할라페뇨나 말린 쥐똥고추가 편리해요. 시판 살사 소스도 칼로리가 매우 낮아 샐러드나 밥에 넣어도 좋아요. 살사 소스에 다진 양파를 넣으면 멕시코 느낌이 물씬 납니다.

● 스리라차, 미국식 핫소스Ligo, 연두 청양초, 할라페뇨, 말린 쥐똥고추, 살사 소스

### ● 대체 감미료

설탕은 포만감을 주지 않고 빠르게 혈당을 올려 다이어트에 방해가 됩니다. 따라서 단맛을 내기 위한 대체 감미료나 인공 감미료의 사용을 고려할 수 있어요. 시중의 인공 감미료는 설탕이나 꿀 등의 천연 감미료 대신 단맛을 내는 화학적 합성 물질로, 대부분 체내에 영양소로 흡수되지 않으며 설탕에 비해 더 강한 단맛을 냅니다.

대표적으로 다이어터가 많이 사용하는 대체 감미료는 스테비아, 에리스리톨, 알룰로스입니다.

### ● 스테비아, 에리스리톨

시중에 나온 스테비아 제품은 스테비아와 에리스리톨을 혼합한 제품입니다. 특유의 화한 맛과 쓴맛이 남아 일반 요리에 사용하기는 어렵고, 토마토에 설탕처럼 뿌려 먹으면 디저트 느낌을 낼 수 있어요.

### ● 알룰로스

설탕보다 당도가 조금 낮지만 당알코올류처럼 화한 맛이 없고 물엿 같은 부드러운 단맛이라 가장 사용하기 좋습니다. 단맛이 필요한 비빔국수나 각종 양념, 요거트에 꿀 대신 넣어도 좋아요.

### 인공 감미료 섭취 시 주의 사항

인공 감미료는 칼로리가 현저히 낮지만 자주 많이 섭취하는 것은 지양하세요. 인공 감미료를 사용해 단맛을 낸 음식을 먹으면 혀는 단맛을 감지해 뇌에 정보를 전달해요. 뇌는 간에서 지방과 단백질을 분해해 당을 생산하지 않도록 억제하고, 췌장에서 인슐린을 분비하도록 해 당을 흡수할 준비를 하죠. 하지만 실제로 당이 흡수되지 않으니 오히려 공복감을 느끼게 되며 실제 탄수화물 기반의 당류가 흡수되기까지 스트레스를 유발해요.

미국 퍼듀대학교의 실험에서도 설탕에 비해 인공 감미료를 먹은 쥐들이 더 많은 칼로리를 섭취하며 체지방량과 체중이 증가한 것으로 밝혀졌어요. 이스라엘에서는 인공 감미료가 장내 세균총을 변화시키며 유익균을 사멸하고 포도당 흡수를 불안정하게 만든다는 보고도 있고요. 이렇듯 대체 감미료를 적정량 사용하면 다이어트에 도움을 받을 수 있지만 근원적으로는 단맛에 대한 집착을 끊어야 합니다. 좋은 식재료를 사용해 자연이 주는 아름다운 맛을 충분히 즐겨보세요.

# 체지방이 빠지는
# 심플한
# 초격차 식단

**초격차 클래식**

클린 플래터
쌈채소 반상
구운 채소 플래터

**한 그릇 맛있는 덮밥**

연어 낫토 덮밥
해초 날치알 비빔밥
달걀 카레

**근사한 아침 식사**

그릭요거트와 제철 과일
두부 인절미 요거트 볼
콩물

**활력 가득한 브런치**

비트 루콜라 샐러드
훈제 연어 타르틴
아스파라거스와 달걀
지중해식 콩 샐러드

**초격차 건강 도시락**

토르티야 랩
닭가슴살 샌드위치
다이어트 볶음밥

**포만감 넘치는 면 요리**

미역국수 비빔면
두부면 크림소스 파스타

**가끔은 일품요리**

지중해식 생선 스테이크
토마토 수프
이북식 찜닭과 찜채소
두부와 무 나베
베트남식 분짜

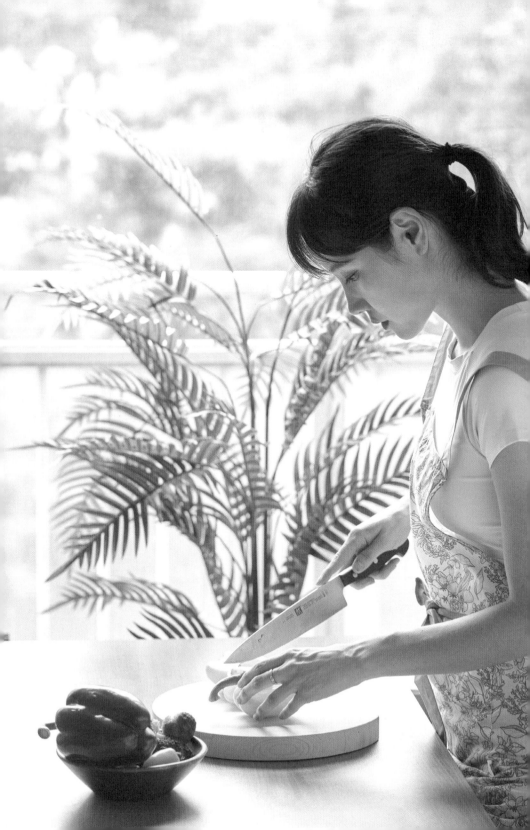

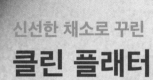

# 클린 플래터

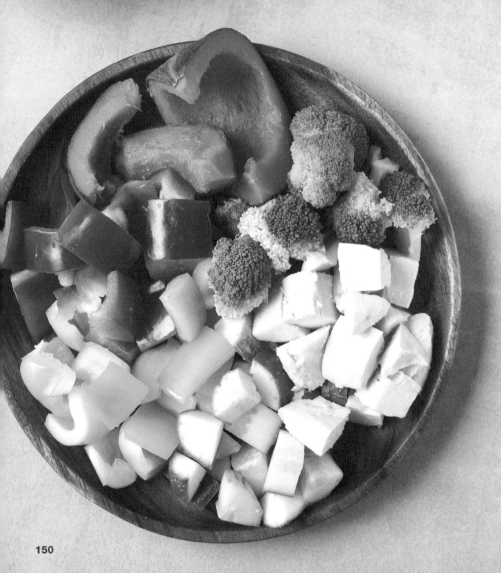

150

| 단백질 | 닭가슴살 1팩(또는 취향에 맞게) |
|---|---|
| 탄수화물 | 단호박 100g(또는 취향에 맞게) |
| 채소 | 파프리카, 브로콜리, 오이(또는 취향에 맞게) |

**1** 냉장 닭가슴살은 전자레인지에 살짝 데워요.

\* 냉장 닭가슴살은 30초 정도, 찬기만 가시게 데우는 것을 추천해요. 닭가슴살 제품을 뜨겁게 데우면 식감이 퍽퍽하고 질겨질 수 있어요. 냉동 제품이라면 하루 전 미리 냉장고에 옮겨 천천히 해동한 뒤 냉장 제품과 동일하게 30초 정도만 데우면 됩니다.

**2** 미리 쪄 냉장 보관해둔 단호박을 접시에 담아요.

**3** 적당한 크기로 잘라 준비해둔 채소를 예쁘게 담아 완성합니다.

**초격차 Way**

가장 심플하고 순수한 식단이에요. 이보다 더 클린할 수는 없어, 체지방 감량에 가장 큰 도움을 줄 수 있죠. 초격차 식단의 구조적인 문법, 즉 **단백질 100g, 탄수화물 100g, 채소는 양을 생각하지 말고 충분히 포만감을 느낄 만큼 듬뿍 먹는다**는 기본 원칙을 반영하고 있어요. 이 문법을 이해하면 수백 가지 조합을 만들 수 있어요! 단백질은 제품 닭가슴살 대신 생닭가슴살이나 소고기, 연어, 두부 등 어느 것으로도 변경할 수 있고, 탄수화물도 단호박 대신 고구마나 귀리밥, 통밀빵을 먹을 수도 있죠. 탄수화물은 냉동실에 항상 준비되어 있으니, 요리를 차리는 시간도 매우 짧아요. 계절과 재료 상황에 따라 채소도 자유롭게 바꾸어보세요. 방울토마토와 샐러드 채소, 당근, 돌나물 등 시장에서 발견한 제철 재료로 에너지를 느끼며 식사하세요.

이 식단은 '과한 소스 없이 원재료의 맛을 하나하나 느끼는 과정'입니다. 제품 닭가슴살은 이미 어느 정도 가염되어 있고, 생닭가슴살을 구웠다면 스테이크 시즈닝이나 소금을 사용했을 수 있으니 생채소의 신선한 맛을 온전히 즐기는 연습을 해보세요. 그동안 경험해보지 않은 식단일 수 있지만 각각의 채소 맛과 식감이 이토록 다채로웠나 하는 사실을 알게 될 거에요. 만약 생채소를 먹는 것이 부담스럽다면 유자 폰즈소스나 와인 식초를 살짝 뿌리면 은은한 감칠맛을 느낄 수 있어요.

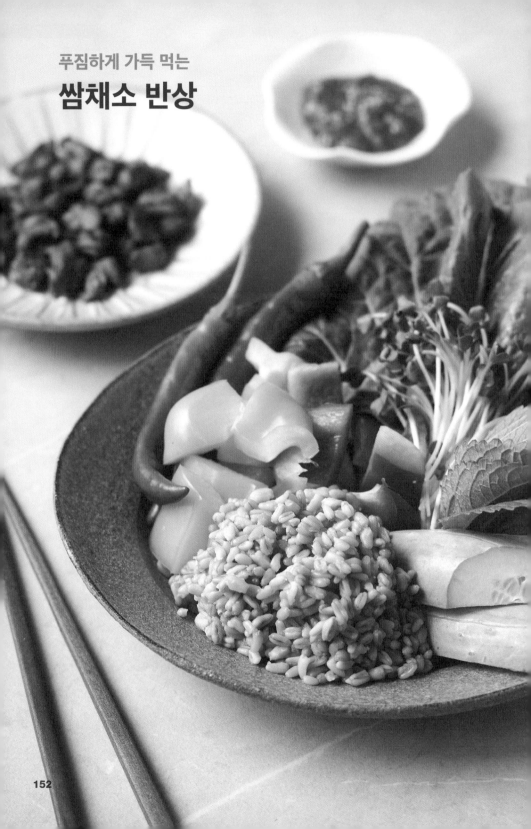

푸짐하게 가득 먹는
# 쌈채소 반상

| | |
|---|---|
| 단백질 | 소고기 부채살 100g(또는 취향에 맞게) |
| 탄수화물 | 귀리밥 100g(또는 취향에 맞게) |
| 채소 | 상추, 깻잎, 케일 등의 쌈채소와 오이, 풋고추(또는 취향에 맞게) ● 쌈장 |

**①** 쌈채소는 씻은 뒤 찬물에 담가두세요. 얼음물도 좋아요.

＊ 쌈채소는 차가운 물에 15분 이상 담가두면 놀랄 만큼 싱싱해져요. 차이가 큽니다.

**②** 소고기를 구워 작은 크기로 잘라 접시에 올려주세요.

**③** 밥을 데워 접시에 올려요.

**④** 쌈채소와 오이, 풋고추, 쌈장을 곁들이면 완성!

**초격차**
**Way**

닭고기나 돼지고기, 소고기 중 원하는 육류를 구운 뒤 밥과 쌈채소에
곁들여 푸짐한 식사를 준비해보세요. 백미밥, 귀리밥, 현미밥, 잡곡밥,
보리밥 등 모두 좋아요! 밥을 좀 더 넉넉히 먹고 싶다면 곤약쌀을 더해
순 탄수화물 양을 늘리지 않으면서도 밥을 더 많이 먹을 수 있어요.
여기에 쌈장 한 숟갈만 있으면 완성입니다. 쌈장은 한 숟가락 가득 퍼
담아도 40kcal 내외이니, 추가적인 칼로리와 당 섭취를 걱정하지 않고
맛있게 즐겨도 괜찮아요.

고기를 작은 크기로 잘라 준비하는 이유는, 조금은 슬프게도 이 맛있는
쌈을 정말 많이 먹고 싶은데 단백질 섭취량은 정해졌으니, 고기를 작게
잘라 쌈을 싸 먹는 횟수를 늘리려는 목적이에요(눈물이…).
고기 양이 부족할 것 같으면 버섯을 구워 곁들이세요. 특히 표고버섯이
맛있습니다! 팬을 뜨겁게 달구고 오일을 살짝 두른 뒤 강불에 구우면
됩니다. 쌈장과 함께 먹기 때문에 따로 소금이나 시즈닝은 뿌리지
않아도 충분해요.

저는 쌈에 주사위 모양으로 자른 오이나 파프리카를 함께 넣어
먹는데 아삭함이 더해져 정말 맛있고 포만감도 더욱 큽니다. 매운맛을
좋아한다면 풋고추나 청양고추와 함께 드시는 것도 고려해보세요.

# 고기보다 더 맛있는
# 구운 채소 플래터

| | |
|---|---|
| **단백질** | 닭가슴살 1팩(또는 취향에 맞게) |
| **탄수화물** | 고구마 100g(또는 취향에 맞게) |
| **채소** | 애호박, 파프리카, 브로콜리(또는 취향에 맞게) |
| | ✚ 스테이크 시즈닝, 홀그레인 머스터드, 와인 식초 |

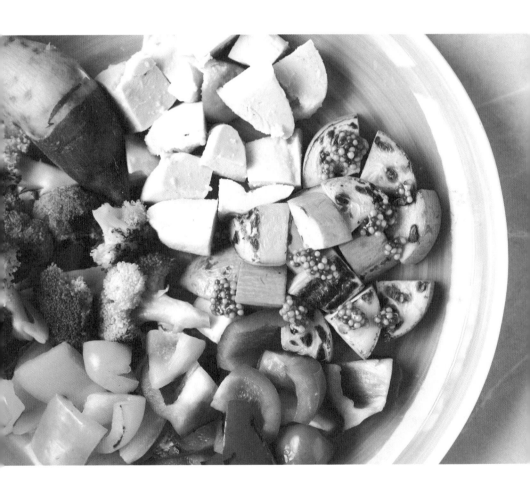

**1** 닭가슴살은 전자레인지에 30초간 데워 준비해요.

**2** 미리 쪄 냉동해둔 고구마를 전자레인지에 데워요.

\* 30초 정도 데우면 아이스크림처럼 시원한 고구마를, 1분 이상 데우면 따뜻한 고구마를 먹을 수 있으니 나만의 온도를 찾아보세요.

**3** 프라이팬을 강불에 올리고 오일을 살짝 두른 뒤 겉면이
그을리도록 모든 채소를 함께 구워주세요.

\* 이때 오일은 생략해도 좋아요.

**4** 스테이크 시즈닝이나 와인 식초, 홀그레인 머스터드를 더해
완성!

**초격차
Way**

신발도 튀기면 맛있다는 말 들어보셨나요? 그렇다면 지금부터 신발도 '구우면' 맛있다로 정정해봅시다. 우리는 초격차 다이어터니까요. 채소를 구우면 생채소와는 다른 풍미를 느낄 수 있어요. 그중 최고봉은 애호박이에요. 주사위 크기로 토각토각 썬 애호박이 이렇게 맛있었다니! 너무 놀라지 마세요.

채소를 굽는 기본적인 방법은 모두 같습니다. 일단 팬을 강불에 올려주세요. 채소는 약한 불에서 천천히 오래 구울수록 물컹거리고 수분이 많이 빠져나와 질척입니다. 그러니 강불에 팬을 뜨겁게 달구고 기름을 살짝 두른 뒤 손질한 채소를 올려 2~3분간 그대로 두세요. 겉면이 살짝 그을리는 것이 포인트랍니다! 만약 기름 양을 줄이고 싶다면 그냥 구워도 좋아요. 채소가 구워지면 고루 뒤적이며 스테이크 시즈닝 등으로 간을 맞추면 완성입니다.

구운 채소는 그 자체로도 너무나 맛있어요. 특히 브로콜리는 '끓는 물에 넣고 불을 끈 후 30초만 살짝 데친다'고 했는데, 브로콜리를 팬에서 한번 더 구우면 고소한 풍미가 더해져요. 여기에 맛의 포인트를 주는 것이 식초와 홀그레인 머스터드랍니다. 미식의 세계에서 '산미'는 음식의 고급스러움을 결정짓는 가장 중요한 포인트예요. 구운 채소에 가볍게 식초를 두르고 홀그레인 머스터드를 군데군데 올려보세요. 다이어트 식단이라는 사실은 이미 잊고 계실 거예요.

# 건강 라페 한 상

| | | | |
|---|---|---|---|
| **단백질** | 등심덧살 100g | **탄수화물** | 현미밥 100g |
| **채소** | 오이 라페  오이 ➕ 소금, 연두, 참기름, 깨 | | |
| | 당근 라페  당근 ➕ 소금, 알룰로스, 식초 | | |

## 아삭 고소 오이 라페 만들기

**①** 오이는 채칼로 썰어주세요. * 깨끗이 씻으면 껍질 안 벗겨도 좋아요!

**②** 그릇에 담고 소금을 살짝(1작은 숟갈 정도) 뿌려 뒤적여 20분간

둡니다.

* 소금을 뿌려두면 삼투압으로 물이 나오는데, 질척이니 물은 따라 버립니다. 꽉 짤 필요는 없어요.

**③** 여기에 연두 1~2스푼 넣어 완성! 참기름과 깨는 취향에 따라

더해주세요.

* 연두 대신 유자 폰즈소스를 사용해도 돼요. 다만 맛이 전혀 달라집니다.

## 새콤 달콤 당근 라페 만들기

**①** 당근은 채칼로 썰어주세요. * 당근은 딱딱한 편이니, 최대한 얇게 썰어요.

**②** 그릇에 채 썬 당근을 담고 소금을 살짝 뿌려 뒤적이세요. 숨만

죽이는 용도예요.

**③** 여기에 식초를 취향에 따라 콸콸 부어 새콤하게!

* 식초에 따라 맛이 크게 달라져요. 사과식초, 현미식초, 유자식초, 와인식초, 그때그때 바꿔가며
취향을 찾아보세요!

**④** 그리고 알룰로스 듬뿍, 맛을 봐가며 제법 넉넉히 넣어주세요.

* 알룰로스는 식초의 새콤함과 어우러져 새콤달콤 정말 맛있는 라페를 만들어줘요.
(당연한 말이지만 물엿, 설탕 안 돼요!!!!!)

**옵션** 여기에 레이크쇼어 홀그레인 머스터드(아이리시 위스키)를

크~게 1~2스푼 넣어 섞어주면 맛이 두 배 업그레이드!

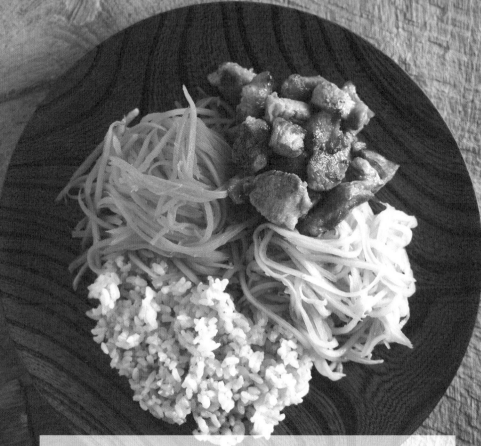

**초격차 Way**

초격차 클래식 구성에 매우 도움되는 라페 레시피예요. 생채소 먹는 지루함을 덜기 위한 최적의
방법이죠. 흔히 일반적인 당근 라페 레시피에 들어가는 올리브 오일이 빠져 칼로리에 더욱 부담이
없고, 식초와 알룰로스가 듬뿍 들어가 새콤달콤 맛이 더욱 좋아요. 당근 뿐만아니라 양배추, 무,
양파, 비트 등에도 다양하게 활용할 수 있답니다. 샐러드나 샌드위치에 넣어도 좋고, 생채소와
곁들여 먹으면 드레싱을 대신할 수 있어 더욱 현명하게 다이어트를 할 수 있어요. 냉장고에
1주일까지 보관하며 드실 수 있어 한번에 적당량을 해두기를 권합니다.

## 일식 풍미
# 연어 낫토 덮밥

| | |
|---|---|
| 단백질 | 연어 100g ➕ 낫토 1팩(생략 가능) |
| 탄수화물 | 귀리밥 100g |
| 채소 | 작게 썬 양상추(혹은 기타 샐러드 채소), 오이 ➕ 유자 폰즈소스 |

❶ 신선한 횟감용 연어를 가위로 적당히 자릅니다.

❷ 냉동해둔 귀리밥을 데워요.

❸ 그릇 맨 아래에 작게 썬 양상추와 오이를 비롯한 샐러드 채소를 듬뿍 담아요

❹ 데워둔 밥과 연어, 비빈 낫토를 올린 뒤 유자 폰즈소스를 한 바퀴 둘러 먹습니다.

**초격차 Way**

연어 대신 다른 횟감용 생선을 사용해도 좋아요. 낫토는 연어와 맛의 궁합이 좋은데, 생략해도 괜찮아요. 채소는 아삭한 식감과 포만감을 더하기 위해 넣으며, 깔끔하게 먹고 싶다면 준비한 샐러드 채소를 따로 접시에 담아도 좋겠죠?

더 맛있게 만드는 방법은 다양해요. 잘 익은 김치를 물에 씻어 꼭 짠 뒤 적당한 크기로 다져 알룰로스 한 숟갈과 통깨, 참기름 약간을 넣고 무쳐두면 밥 종류의 요리나 샐러드, 쌈채소의 곁들임, 심지어 빵에 올려 먹어도 맛있어요! 또 당근 라페나 비트 라페를 덮밥에 넣어 먹으면 잘 어울려요.

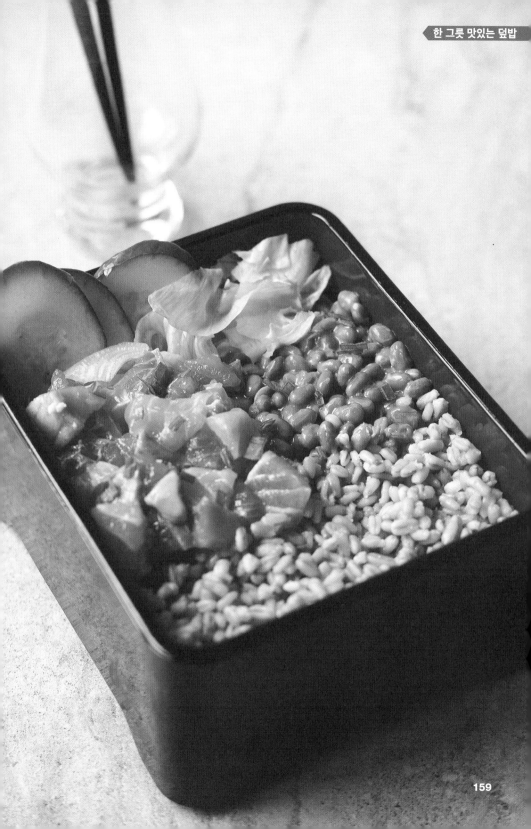

# 이보다 더 가벼울 수 없는
# 해초 날치알 비빔밥

| | |
|---|---|
| **단백질** | 삶은 달걀 2개(또는 취향에 맞게) |
| **탄수화물** | 귀리밥 100g(또는 취향에 맞게) |
| **채소** | 모둠 해초, 오이, 양파, 데친 브로콜리(또는 취향에 맞게) |

➕ 날치알, 김가루, 유자 폰즈소스, 식초

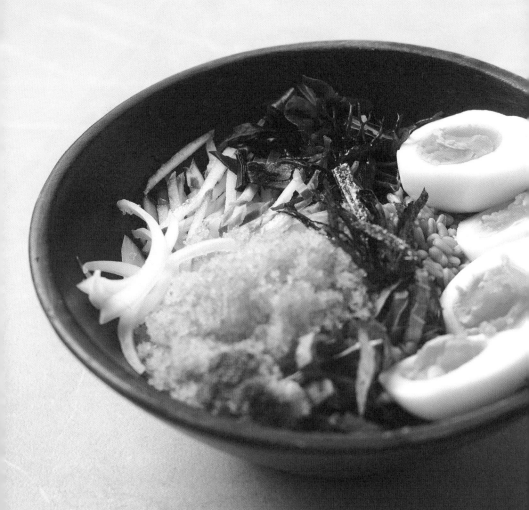

**❶** 건조된 모둠 해초는 물에 불려둡니다. 냉장 해초를
사용한다면 소금기 제거를 위해 물에 담가둡니다.

**❷** 오이와 양파는 최대한 얇게 채 썰어요.

**❸** 그릇에 데운 귀리밥을 담고 원하는 채소와 해초를 모두
올려요.

**❹** 삶은 달걀은 껍질을 벗겨 반으로 잘라 올려요.

**❺** 날치알과 김가루를 원하는 만큼 올려요.

**❻** 유자 폰즈소스와 식초를 적당량 둘러 완성합니다.

**초격차
Way**

해초는 변비 해소에 좋고 칼륨이 풍부해 나트륨 배출에도 훌륭한
식재료예요. 날치알과 김가루, 다진 김치 등 냉장고 사정에 따라 다양한
맛내기 요소를 창의적으로 더해보세요. 매운맛이 좋다면 스리라차나
연두 청양초, 또는 청양고추를 더해도 좋아요. 메인 단백질을 달걀 대신
구운 홍두깨살이나 결대로 찢은 닭가슴살로 바꿔도 상관없어요.

레시피를 보면서 벌써 눈치챘겠지만 초격차 식단의 핵심은 '자율성'에
있어요. 이 요리 이름도 해초 날치알 비빔밥이지만 날치알이 없으면 안
넣어도 되고, 해초가 없으면 나물을 잔뜩 넣고 나물 비빔밥으로 바꿔도
되지요. 냉장고에 콩나물무침이 있다면 콩나물무침을 넣어도 되고요!
단백질과 탄수화물, 채소 요소는 무엇을 사용해도 무방해요. 다이어트
식단이 틀에 박히고 어렵게 느껴지면 다이어트를 편하게 즐길 수
없어요. 물론 '단백질 100g, 탄수화물 100g, 채소는 마음껏!' 이것만은
기억하세요. 얼마나 쉬워요?

간을 맞출 때는 대부분 식초와 유자 폰즈소스를 즐겨 사용해요.
유자 폰즈소스는 어떤 요리든 맛을 하나로 묶어주는 놀라운 역할을
해요. 고소한 맛이 좋다면 참기름이나 들기름을 한두 방울 넣어도
문제없어요. 혹시 매운 비빔밥을 드시고 싶나요? 탄수화물 함량이
높은 고추장보다는 연두 청양초나 스리라차를 넣어보세요. 또 단맛이
필요하다면 약간의 알룰로스가 좋아요.

부드럽고 매콤한 밥도둑

# 달걀 카레

| | |
|---|---|
| **단백질** | 달걀 2개 |
| **탄수화물** | 귀리밥 100g |
| **채소** | 양파, 양배추, 애호박(또는 취향에 맞게) |
| | ➕ 카레가루 1숟갈, 우유 약간(소주 1컵 정도의 분량, 생략 가능) |

**❶** 종이컵 2컵 정도의 물을 프라이팬에 붓고 적당한 크기로 썬
채소를 모두 넣어주세요.

＊채소는 얇게 채 썰거나 작게 깍둑썰기를 하세요. 양배추를 듬뿍 넣으면 밥 양이 적어도
충분히 포만감을 느낄 수 있어요.

**❷** 귀리밥은 전자레인지에 데우고, 볼에 달걀과 우유를 넣고
잘 풀어주세요. 우유가 없으면 생략하세요.

**❸** 채소가 익으면 카레가루를 넣고 고루 섞어주세요.

**❹** 불을 끄고 ❷의 달걀을 넣은 뒤 휘저으며 섞어주세요.

**❺** 접시에 귀리밥을 담고 ❹의 카레를 올리면 완성!

＊데친 브로콜리 등 채소를 곁들여요.

| | |
|---|---|
| **초격차 Way** | 단순하지만 맛있는 요리예요. 푹 익은 채소와 카레의 조화는 늘 성공적이죠. 매콤한 맛을 원한다면 스리라차를 약간 더해보세요! 만약 밥의 양이 조금 부족한 듯 느껴진다면 밥에 곤약을 섞어도 좋아요. 곤약은 추가 칼로리 없이 식사 양을 늘려주는 유용한 식재료입니다. 콜리플라워 라이스도 좋은 선택이에요. 샐러드 채소와 방울토마토를 곁들이면 더욱 풍성한 한 끼 식사를 즐길 수 있어요. |

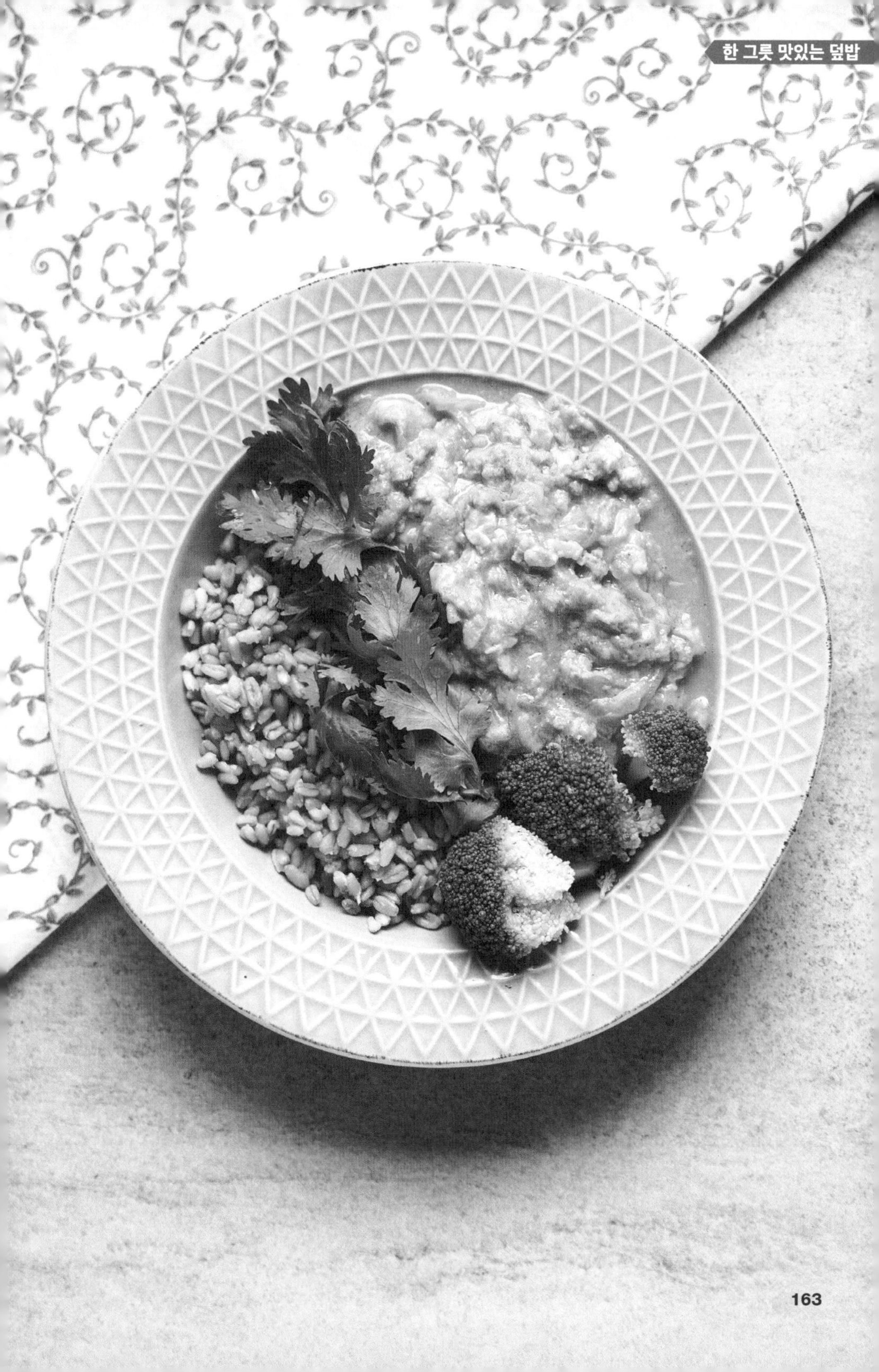

# 그릭요거트와
# 제철 과일

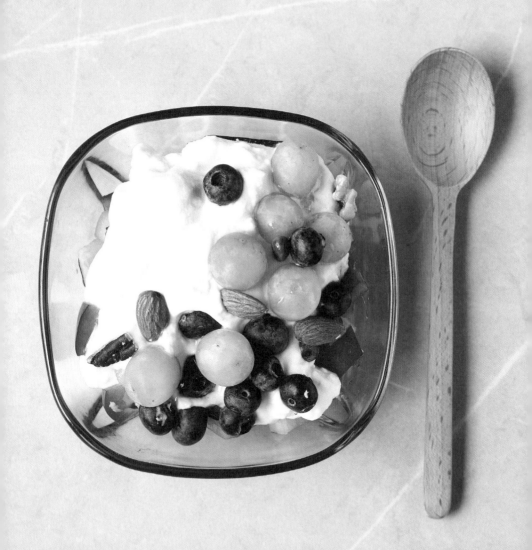

| 단백질 | 커클랜드 그릭요거트 250g |
|---|---|
| 탄수화물 | 사과, 블루베리, 청포도, 딸기, 바나나 등 신선한 제철 과일 100g |
| 채소 | 파프리카, 스테비아 토마토, 견과류 |

**❶** 파프리카와 스테비아 토마토는 작은 크기로 썰어 그릇에 담아요.

**❷** 그릭요거트를 그 위에 올려요.

**❸** 제철 과일을 올려 완성합니다. 견과류는 취향에 맞게 조금 더해도 좋아요.

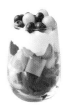

**초격차 Way**

파프리카와 요거트라니, 낯선 조합인가요? 하지만 한번 맛보면 이렇게 아삭하고 달콤할 수 있구나 놀라며 과일보다 먼저 파프리카를 떠올릴 거예요. 아침에 신선한 요거트와 과당이 듬뿍 든 제철 과일을 먹으면 소화 흡수가 빠르고 쉽게 에너지를 낼 수 있어요. 저는 아침 식사를 하고 바로 운동을 가야 할 때 이 요리를 즐겨 먹어요. 아무래도 곡물보다 과일이, 육류 단백질보다는 그릭요거트가 소화 흡수가 빠르기 때문에 바로 운동해야 할 때 컨디션에 악영향을 주지 않아요.

과일 중에서 망고나 파인애플 등의 열대과일은 피하세요. 블루베리나 딸기 등의 베리류가 칼로리가 낮아 다이어트에 적합합니다. 사과와 바나나는 좋은 탄수화물 공급원이니, 양을 지켜 먹는다면 크게 걱정하지 않아도 됩니다. 특히 사과나 바나나를 먹을 때, 집에 시나몬 파우더가 있다면 살살 뿌려보세요. 가당하지 않은 코코아 파우더도 좋아요. 훨씬 더 멋진 풍미를 즐길 수 있습니다.

흔히 떠오르는 요거트 볼의 이미지와는 달리, 여기에 그래놀라 등의 추가적인 탄수화물은 더하지 마세요. 이미 과일로 충분한 탄수화물을 섭취하고 있어요. 시판 그래놀라는 오트밀에 설탕, 꿀, 올리고당 등과 오일을 더해 오븐에서 구운 제품이라 단순당이 많고 산패에 취약해 추천하지 않아요.

# 두부 인절미 요거트 볼

| | |
|---|---|
| **단백질** | 두부 100g, 커클랜드 그릭요거트 180g |
| **탄수화물** | 단호박 또는 고구마 100g(떡 70g도 좋아요) |
| **채소** | 파프리카 ➕ PB fit 피넛버터 파우더 |

**❶** 팬에 오일을 두르고 주사위 크기로 썬 두부의 모든 면을 노릇하게 구워주세요.

**❷** 삶아 냉동고에 보관한 단호박(또는 고구마, 떡)도 두부 크기로 잘라 준비해요.

**❸** 파프리카는 작게 잘라 그릇에 담아주세요.

**❹** 그릭요거트를 올린 뒤 피넛버터 파우더를 한 스푼 뿌리세요.

**❺** 준비한 단호박과 두부를 올려 완성! 더 달콤하게 먹고 싶다면 알룰로스를 넣으세요.

**초격차 Way**

너무 맛있어 기절할 수도 있는 악마의 레시피입니다. 달콤하고 고소하고 정말 맛있어요. 그래서 더 먹고 싶어지니, 다이어트에 방해되는 것 같다는 생각이 들 정도예요. 아무튼 맛있고 달콤하게 하루를 시작할 수 있는 멋진 레시피예요! 특히 PB fit 피넛버터 파우더는 다이어터가 먹기에 영양 성분도 좋고 쓰임새가 많아 집에 하나쯤 준비해두면 좋아요.

두부를 맛있게 굽는 방법은 미리 100g씩 잘라 얼린 뒤 수분을 빼 쫀득하게 만들어 굽는 거예요. 두부의 부드러운 맛도 좋지만 여기에선 쫀쫀하게 마른 느낌이 더 잘 어울려요. 만약 이 레시피가 마음에 든다면, 두부 한 모를 소분해 냉동고에 넣은 뒤 해동해 구워 드세요. 두부를 구워 피넛버터 파우더와 페어링하는 조합은 그릭요거트뿐만 아니라 샐러드 토핑으로도 잘 어울려요.

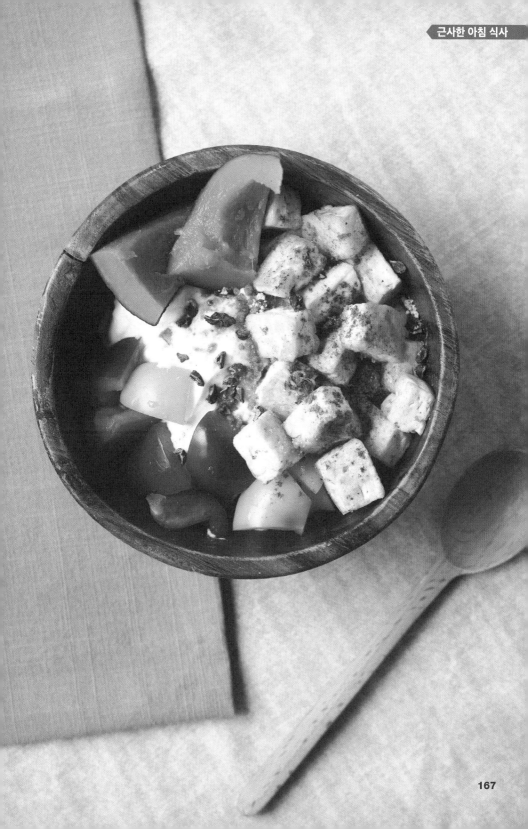

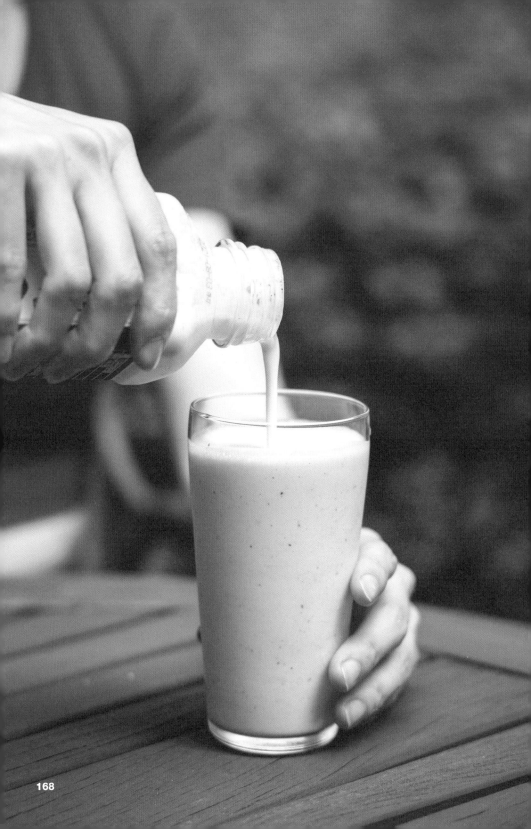

든든한 탄단지의 하모니

# 콩물

**탄수화물/단백질**     서리태 콩물 500ml (백태 콩물도 좋아요)
                      ➕ PB fit 피넛버터 파우더, 스테비아

**➊**      콩물을 컵에 따라주세요.

**➋**      그냥 마셔도 좋고, 피넛버터 파우더와 스테비아를 넣어
          마셔도 좋아요.

**초격차
Way**
집 근처에 맛있는 두부 가게가 있다면 당신은 축복받은 사람입니다!
기성 제품으로 유통되는 두부나 콩물과는 차원이 다른 고소함을 느낄
수 있죠. 저는 주말이면 낙성대 근처 인헌시장의 한 두부 가게에서
서리태 콩물을 사고, 주말 아침 식사는 콩물 한 컵으로 시작해요.

사실 한 컵이라고 하기에 500ml는 상당한 양이긴 하지만, 그만큼
포만감도 영양도 꽉 채운 한 끼가 됩니다. 서리태 콩물 500ml에는
탄수화물 30g과 단백질 32g, 지방 16g 정도가 들어 있어
영양적으로도 부족함이 없어요. 지방 함량이 낮지 않지만 건강에
도움을 주는 불포화지방과 각종 지용성 영양소가 풍부해 과자나
튀김류를 먹는 것과는 차원이 다른 질 높은 지방을 섭취할 수 있죠.
충분한 포만감의 근원이기도 하고요.

저는 콩물에 PB fit 피넛버터 파우더 한 숟가락과 약간의 스테비아를
넣고 잘 저어 마십니다. 조금 더 미숫가루 같은 고소하고 달콤한 느낌을
낼 수 있어요. 취향에 따라 칼로리가 낮은 미역국수나 곤약면을 채
썬 오이와 함께 콩국수처럼 말아 먹을 수도 있죠. 요리하기가 귀찮은
날이나 바쁜 아침에는 콩물 한 컵을 고려해보세요. 다만 시장에서 바로
만들어 파는 콩물을 추천합니다. 시판 제품은 대체로 묽고, 맛과 향이
만족스러운 제품이 드물어요.

초격차 식단은 '자연식'을 지향합니다.
자연에서 얻은 그대로의 모습을
유지하며 식재료를 최소한으로
가공해 식사하는 방법이죠.

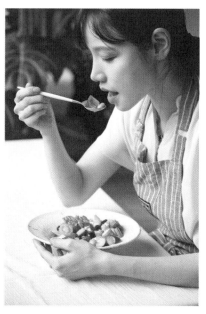
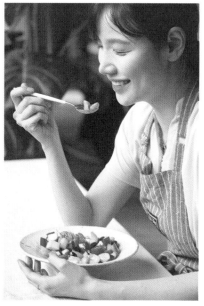
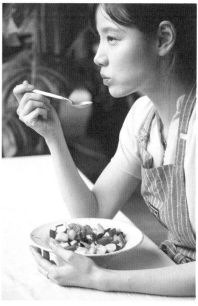
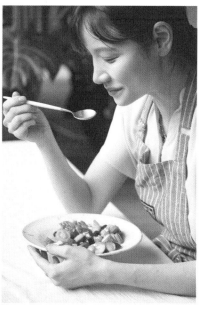

더부룩해
저탄수화물이 필요한 날

# 비트 루콜라 샐러드

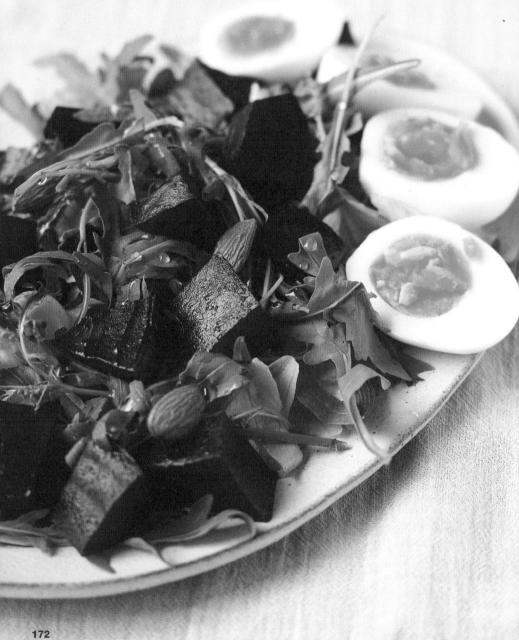

| 단백질 | 달걀 2개(또는 취향에 맞게) |
|---|---|
| 탄수화물 | 비트 200~300g |
| 채소 | 루콜라 ➕ 양상추 등 잎채소 |
| | ➕ 견과류, 알룰로스, 발사믹 식초, 소금 |

**❶** 삶은 달걀은 껍질을 벗기고 반으로 잘라 준비하세요.

**❷** 미리 쪄둔 비트를 적당한 크기로 잘라주세요.

**❸** 접시에 잎채소를 담고 루콜라를 듬뿍 올린 후 비트와
달걀을 올려주세요.

**❹** 견과류를 약간 뿌리고 알룰로스 한 바퀴, 발사믹 식초
두 바퀴, 소금 한 꼬집을 둘러 완성!

**초격차
Way**

화장실에 잘 가지 못해 속이 더부룩하거나 가벼운 식사가 필요할 때
가장 먼저 생각나는 건강한 샐러드예요. 아메리카노와 환상적인 궁합을
자랑해요. 비트는 평상시에는 탄수화물 함량을 크게 신경 쓰지 않고
채소의 일부로 섭취하지만 조금 더 타이트하게 식단을 관리하고 싶다면
메인 탄수화물로 섭취할 수 있어요. 찐 비트 300g에는 순 탄수화물이
14g 정도 들어 있어요.

잘 찐 비트는 특유의 흙 냄새와 부드러운 식감, 사과 정도의 달콤함이
아주 매력적입니다. 실제로 당도가 높은 채소 중 하나예요. 그래서
아침 식사로 먹으면 바로 체내 에너지를 올려주기 때문에 활기찬
기분을 느낄 수 있죠. 식이 섬유가 풍부하고 노폐물 배출에 탁월해 변비
고민을 할 필요가 없어요.

달걀 대신 그릭요거트 200g 정도로 대체해도 좋습니다. 상큼하고
부드러운 질감이 더 잘 어울릴 수 있어요. 물론 닭가슴살이나 데친
새우도 훌륭한 조합이죠.

바로 여기가 브런치 카페

# 훈제 연어 타르틴

| 단백질 | 냉장 훈제 연어 100g, 삶은 달걀 1개, 그릭요거트 약간 |
|---|---|
| 탄수화물 | 사워도우 70g(또는 좋아하는 식사빵) |
| 채소 | 루콜라(또는 다양한 잎채소 등) |
| | ➕ 바질 페스토, 샐러드 드레싱 |

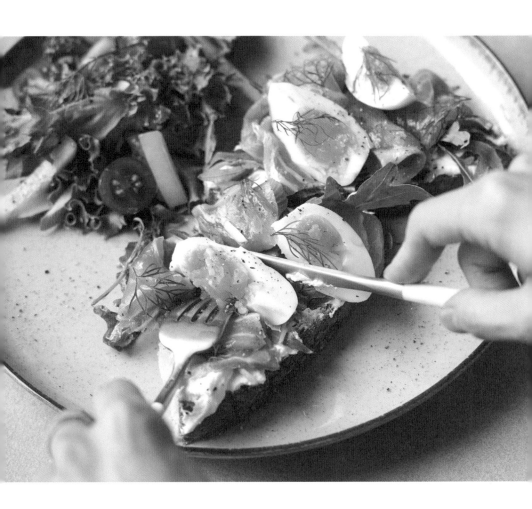

❶ 미리 소분해둔 사워도우는 해동해 팬에 앞뒤로 바삭하게 구워주세요.

❷ 바질 페스토와 그릭요거트를 빵 윗면에 슥슥 얇게 발라 준비합니다.

❸ 빵에 약간의 루콜라와 훈제 연어도 올려주세요. 삶은 달걀은 4등분해 함께 올려요.

\* 냉장고 상황에 따라 허브나 케이퍼 등을 추가해도 맛있어요.

❹ 곁들이는 샐러드에는 드레싱을 가볍게 뿌려주세요.

\* 드레싱은 유자 폰즈소스도 좋고, 발사믹 식초 등의 식초류도 좋아요.

**초격차 Way**

반드시 냉장 훈제 연어를 사용하세요. 냉장과 냉동 훈제 연어의 식감과 풍미는 생각보다 차이가 아주 커요. 저는 적게 먹을수록 더 좋고 맛있는 것을 먹어야 할 의무가 있다고 늘 생각해요. 내 몸을 위해서요! 조금 더 품질 좋은 연어, 더 잘 만든 빵, 더 신선한 채소, 좋은 품질의 달걀을 드세요. 약간 비싼 것 같아도 밖에서 샐러드를 사 먹는 것보다는 훨씬 더 합리적이에요.

훈제 연어로 타르틴을 만들었지만 조금만 창의성을 발휘하면 타르틴 형태의 브런치는 무궁무진하게 만들 수 있어요. 훈제 연어 대신 뜨거운 물에 살짝 씻어 기름기를 뺀 참치 캔도 좋고, 토마토 살사 소스와 양파, 잘게 잘라 구운 소고기를 올려 먹어도 정말 맛있어요. 살사 소스와 홀그레인 머스터드, 바질 페스토, 선드라이 토마토, 심지어 파스타 크림소스나 토마토소스, 레토르트 카레 등 다양한 맛내기 요소를 빵에 살짝 바르고 좋아하는 단백질 요소를 올려 완성하면 됩니다. 대담한 조합도 두려워하지 마세요.

충분하고 여유로운 식사를 위해 샐러드를 곁들이는 것은 언제나 추천할 만합니다. 물론 커피 한 잔도 좋지요.

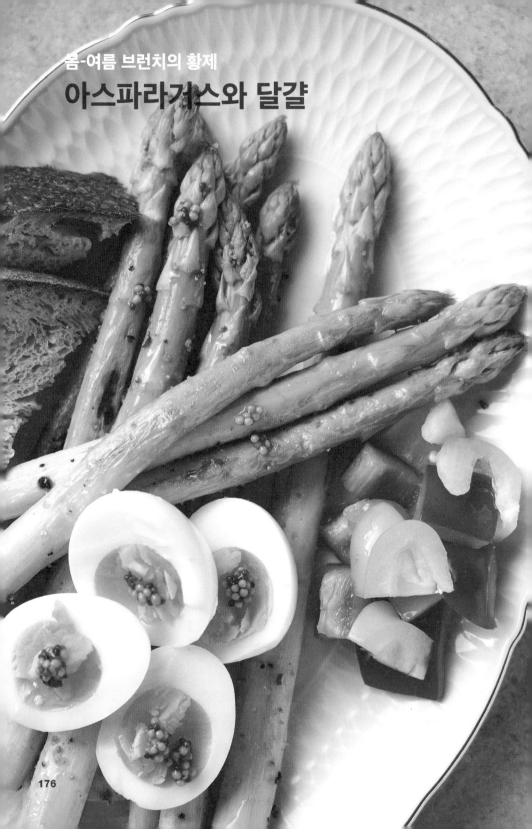

| | |
|---|---|
| 단백질 | 달걀 2개(또는 한트바커 훈제안심 100g) |
| 탄수화물 | 빵류 70g(또는 취향에 맞게) |
| 채소 | 아스파라거스 ➕ 샐러드 채소 |
| | ➕ 올리브유, 소금 또는 스테이크 시즈닝, 홀그레인 머스터드 |

❶ 아스파라거스는 중간 아랫부분을 필러로 벗겨 준비해요.

❷ 올리브유를 살짝 두른 팬에 중불로 아스파라거스를 굴려가며 구워주세요. 소금 또는 스테이크 시즈닝을 뿌려 간을 합니다.

❸ 접시에 잘 익은 아스파라거스를 담고, 삶은 달걀을 반으로 잘라 올려주세요. 홀그레인 머스터드를 약간 더해도 좋아요.

❹ 빵과 샐러드 채소는 취향에 맞게 곁들이세요.

**초격차 Way**

왕과 귀족의 채소, 아스파라거스! 이름에서 알 수 있듯 숙취 해소에 도움이 된다고 알려진 아스파라긴산이 다량으로 함유되어 음주를 좋아하는 사람들에게는 보약보다 좋은 식재료랍니다.

맛있는 아스파라거스 구이를 먹기 위해서는 동네 마트나 시장보다 인터넷으로 농장에서 직접 구입하는 것을 추천해요. 네이버 쇼핑에 '아스파라거스'를 검색하면 강원도나 제주도 등 농장에서 직접 1kg 단위로 아스파라거스를 판매하는데, 저는 한번에 2kg 정도씩 주문해요. 물론 1인 가구라면 1kg도 적당합니다. 무엇보다 사이즈를 따로 선택할 수 있는 상품을 고르세요. 1번부터 10번까지 크기에 따라 번호가 붙는데, 1번이 가장 크고 두꺼우며 숫자가 올라갈수록 점차 얇아집니다. 절대적으로 1번 또는 2번 아스파라거스를 구입해야 충분한 채소즙과 달콤한 진가를 느낄 수 있어요. 아스파라거스를 구울 때는 다른 채소와 달리 올리브유를 아끼지 말고 팬에 충분히 둘러야 맛있답니다.

최고의 궁합은 달걀과 베이컨입니다. 반숙으로 삶은 달걀에 소금을 살짝 뿌려 아스파라거스 한입, 달걀 한입 먹으면 천국의 맛을 느낄 수 있죠. 다이어터 신분으로 베이컨을 먹는 것은 다소 선을 넘는 일이지만 한트바커 훈제안심이라는 아주 좋은 대체재가 있고 맛도 훌륭합니다. 노브랜드 매장 또는 신세계몰에서 구입할 수 있으니 함께 드셔보세요.

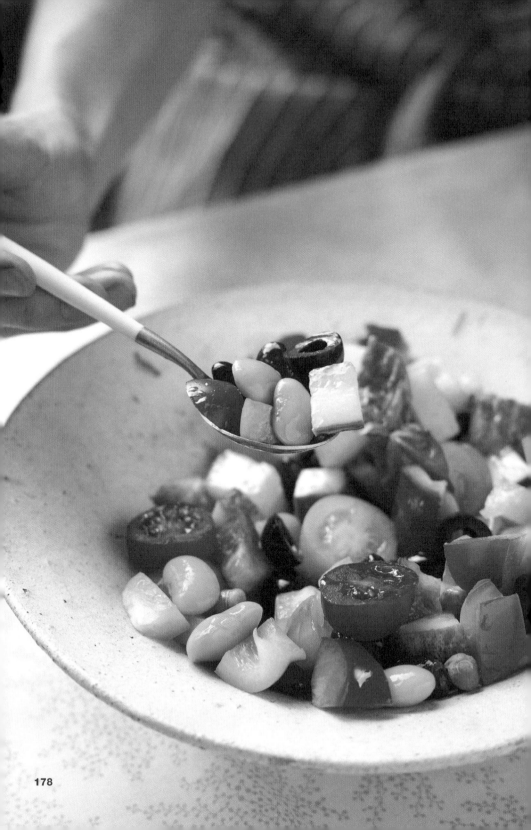

몸과 마음이
모두 깨끗해지는 비건

# 지중해식 콩 샐러드

| 탄수화물/단백질 | 여러 종류의 삶은 콩 150~200g |
|---|---|
| 채소 | 오이, 올리브, 양상추, 토마토, 양파, 셀러리, 파프리카 등 |

➕ 알룰로스, 발사믹 식초(또는 와인 식초), 소금, 올리브유

**❶** 모든 채소를 콩과 비슷하거나 약간 크게 썰어주세요.

**❷** 오목한 그릇에 채소를 담고 콩을 올린 후 알룰로스 두 바퀴,
식초 두 바퀴, 소금 한 꼬집, 올리브유 한 바퀴 둘러 완성!

**초격차
Way**

정말 맛있고 예쁘고 사랑스러운 식사예요. 시간이 된다면 일주일에 한
번은 꼭 만들어 먹으려고 해요. 저는 압력밥솥을 이용해 콩을 미리 익혀
준비해요. 콩은 불리지 않고 쌀밥을 짓듯 콩을 넣고 물을 흰쌀 양에
적당히 맞춰 넣은 뒤 일반 취사 버튼을 누르면 흠잡을 데 없이 깔끔하게
콩이 익어요. 익힌 콩은 밀폐 용기에 담아 냉장 보관하며 일주일 정도는
먹을 수 있어요.

서리태, 병아리콩, 강낭콩, 완두콩 등을 한번에 밥솥에 넣고 조리해 미리
프렙을 해두면 편하지만 서리태의 검은색이 다른 콩에 물들어 색이
알록달록 예쁘지 않다는 단점이 있어요. 영양분에는 변화가 없으니
콩을 각각 삶을지, 한번에 끝낼지는 선택에 맡길게요.

이 샐러드의 포인트는 콩과 아삭한 채소입니다. 오이나 파프리카,
셀러리처럼 식감이 아삭한 채소를 잘게 썰어 콩과 함께 숟가락으로
퍼 먹으면 새콤달콤 고소해 얼마나 맛있는지 몰라요! 여기에 양상추나
치커리 등의 샐러드용 잎채소는 포만감을 더해주니 취향에 맞게
넣어주세요.

# 가볍게 즐기는
# 토르티야 랩

| | |
|---|---|
| 단백질 | 닭가슴살 1팩(또는 취향에 맞게) |
| 탄수화물 | 토르티야 1장(70g 기준, 미달 시 부리토처럼 밥을 추가해도 좋아요) |
| 채소 | 양파, 잎채소(양상추, 치커리 등) |
| | ➕ 살사 소스, 스리라차, 슬라이스 치즈 1장 |

❶ 달군 프라이팬에 토르티야를 앞뒤로 살짝 구워주세요.

❷ 잎채소와 얇게 슬라이스한 양파는 듬뿍 올려주세요.

❸ 살사 소스를 충분히 넣고 매운맛을 원하면 스리라차를 약간
   더 뿌려주세요.

❹ 치즈 한 장과 얇게 슬라이스한 닭가슴살을 고루 펴주세요.

❺ 내용물이 흐르지 않도록 토르티야 아랫부분을 접고 돌돌
   말아 완성!

**초격차 Way**

외출할 때 간단하게 들고 나갈 수 있는 맛있는 메뉴예요. 닭가슴살 대신 새우나 소고기를 넣어도 좋아요. 사이즈가 큰 토르티야는 탄수화물 양이 충분해 추가로 밥을 넣지 않아도 되고, 사이즈가 작다면 약간의 밥을 더해 순 탄수화물을 약 30g 정도로 맞춰주세요. 토르티야의 영양 성분은 제품 뒷면에 표기되어 있으니 한 장당 탄수화물 양을 계산해보세요. 부리토처럼 든든하게 먹고 싶다면 곤약밥을 같이 넣어도 좋아요. 이때 살사 소스를 넉넉하게 넣으세요. 살사 소스는 칼로리가 아주 낮으니 걱정하지 않아도 되어요.

만약 단백질을 소고기로 선택하고 그릭요거트와 스리라차를 더하면 뉴욕의 명물 '할랄 가이즈'를 연상시키는 중독적인 맛을 즐길 수 있어요. 부리토처럼 돌돌 말아도 좋고, 깊은 그릇에 양상추 등의 샐러드 채소를 듬뿍 담은 뒤 떠 먹는 샐러드 형태로 변형해도 좋아요!

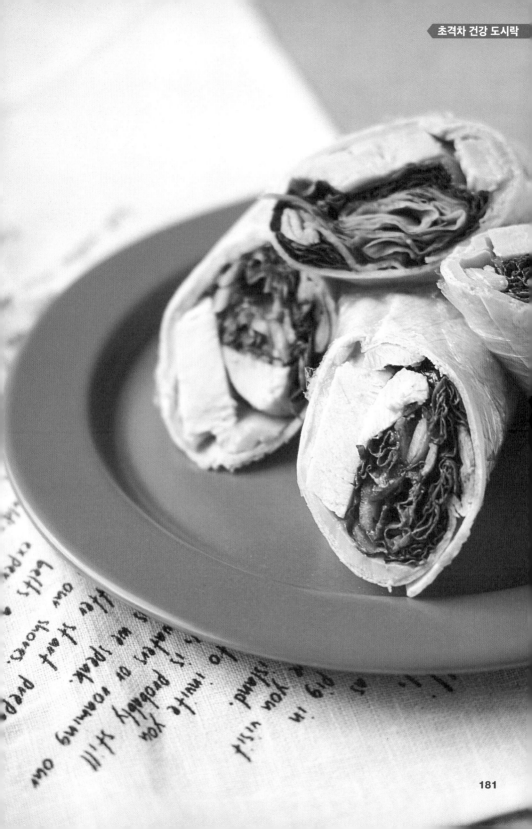

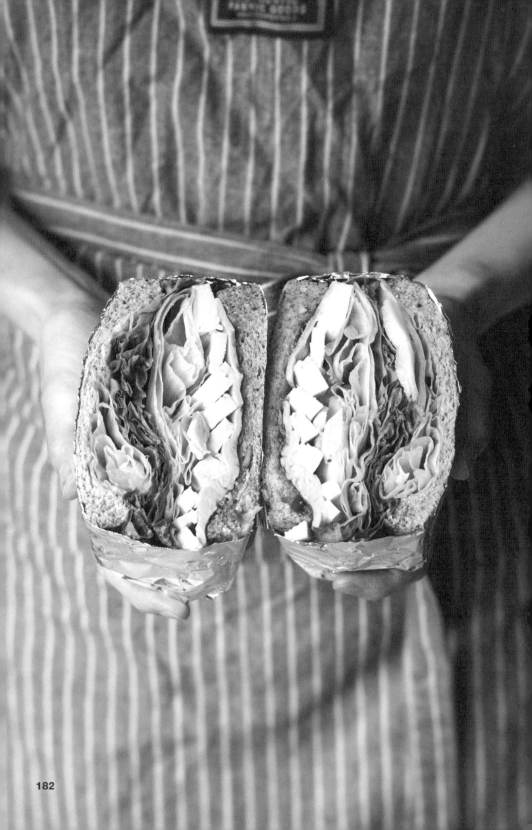

피크닉 최애 메뉴

# 닭가슴살 샌드위치

단백질　닭가슴살 1팩
탄수화물　식빵 2장
채소　　　양상추
　　　　　➕ 바질 페스토, 홀그레인 머스터드, 슬라이스 치즈

❶　식빵에 각각 바질 페스토와 홀그레인 머스터드를 듬뿍 발라 준비해요.

❷　냉장 닭가슴살은 데우지 않고 바로 슬라이스해주세요. 냉동 제품이라면 냉장고에서 해동하면 충분합니다.

❸　식빵에 슬라이스 치즈 한 장과 닭가슴살을 올리고 그 위에 양상추를 많다 싶을 정도로 쌓아주세요.

❹　남은 식빵으로 덮고 꾹 눌러 쿠킹 포일로 포장합니다.

**초격차 Way**

'바로 이 샌드위치', 아마 다이어트 기간 동안 50개는 먹었을 거예요. 질릴 법도 한데 매번 먹을 때마다 정말 맛있습니다. 맛의 포인트는 듬뿍 바른 바질 페스토와 홀그레인 머스터드! 홀스래디시나 할라페뇨, 선드라이 토마토, 생바질잎 등을 넣어도 좋아요. 집에 있는 재료와 소스를 살펴보고 창의적으로 만들어보세요.

지금까지 대부분의 요리는 취향에 맞게 단백질을 바꾸어보라고 팁을 드렸지만 만약 외출하면서 샌드위치를 가지고 나갈 예정이라면 절대적으로 제품 닭가슴살을 추천합니다. 간이 적당히 배어 있고, 오랜 시간이 지나도 수분이 생겨 빵이 축축해지는 불상사가 일어나지 않아 복잡한 조리 과정 없이 샌드위치의 퀄리티를 유지할 수 있어요.

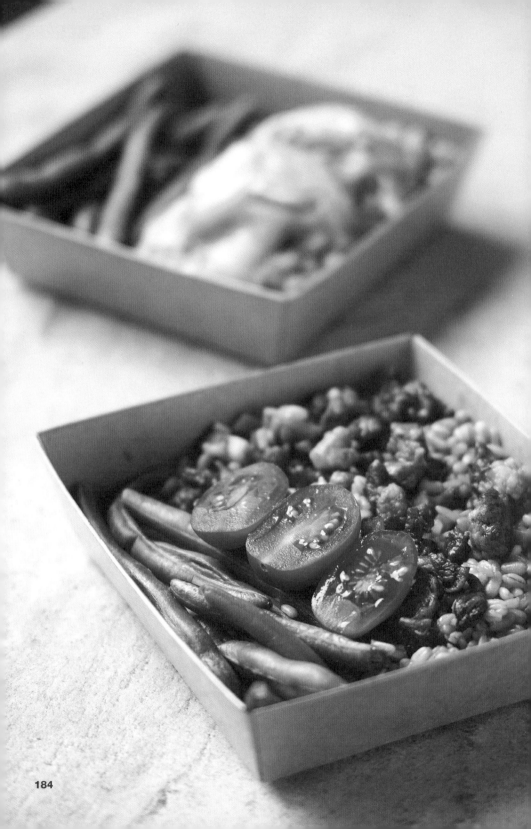

밀프렙에 최적화된 메뉴
# 다이어트 볶음밥

| | |
|---|---|
| **단백질** | 취향에 맞게 100g |
| **탄수화물** | 귀리밥 100g(한 끼 양을 늘리려면 ➕ 콜리플라워 라이스, 곤약밥) |
| **채소** | 양파, 당근, 셀러리, 표고버섯, 대파, 토마토, 줄기콩(그린빈) 등 |

| | |
|---|---|
| **양념장** | • 카레가루 |
| **아이디어** | • 간장 ➕ 알룰로스 ➕ 통깨 |
| | • 피시 소스(또는 액젓) ➕ 레몬즙 ➕ 알룰로스 |
| | • 파스타용 토마토소스 ➕ 스리라차 |
| | • 쯔유 ➕ 참기름 |

**❶** 모든 채소는 잘게 다진 후 함께 볶아주세요.

**❷** 귀리밥과 단백질 요소를 넣고 원하는 조합의 양념으로
간을 해 완성합니다. 양념장 아이디어를 참고해주세요.

**초격차
Way**
한번에 여러 팩을 만들 수 있어 시간이 부족한 분들이 활용하기 좋아요.
콜리플라워 라이스나 곤약밥을 추가하면 칼로리와 탄수화물 함량에
거의 영향을 주지 않고 양을 늘릴 수 있어 든든함을 원하는 분들에게
좋은 선택이에요. 먼저 재료를 모두 볶은 뒤 나누어 각각 다른 양념으로
밀프렙Meal prep해두면 한번에 서너 가지 맛의 요리를 만들 수 있어요.
닭가슴살, 소고기, 새우, 참치 등 어떤 단백질을 넣어도 맛있답니다.
볶음밥이니까요!

밀프렙 도시락을 준비한다면 신선한 채소를 추가로 넣어가세요.
방울토마토나 오이 스틱도 좋고, 잎채소를 듬뿍 넣은 샐러드도 좋아요.
아무래도 볶음밥만으로는 신선한 채소를 섭취할 수 없으니까요.
샐러드 등을 곁들이면 한결 든든한 한 끼 식사가 될 거예요.

든든하고 즐겁게
# 애호박 식단면

| 단백질 | 베네핏츠 단백질제면소 식단면 100g(1팩) |
|---|---|
| 탄수화물/채소 | 애호박 1개(또는 그 이상) |
| | ● 연두(또는 치킨스톡, 굴 소스 등으로 대체 가능) |

❶ 식단면은 끓는 물에 2~3분간 삶은 뒤 건져 물기를
제거해요.

❷ 채 썬 애호박은 연두 또는 치킨스톡을 넣고 조금 짭짤하게
볶아주세요.

❸ 소주 1컵 분량의 물을 넣고 건져둔 식단면을 함께 휘리릭
볶아 완성!

＊취향에 따라 김가루, 깨 등과 참기름을 약간 둘러도 좋아요.

**초격차 Way** 애호박은 달고 부드러워 채 썰어 볶으면 국수와 자연스레 어우러지며
포만감을 높여줘요. 취향에 따라 당근, 양파 등을 함께 채 썰어 볶아
더욱 푸짐하게 즐겨도 좋죠. 식단면은 단백질 함량이 100g 당 36g으로
높고 탄수화물 양이 낮아서, 탄수화물 위주의 치팅 전후 식사를 준비할
때 좋은 옵션이에요. 만약 탄수화물 양이 조금 부족하다면 오랜만에
과일 한두 조각으로 상쾌한 달콤함을 느껴보는 것은 어떨까요?

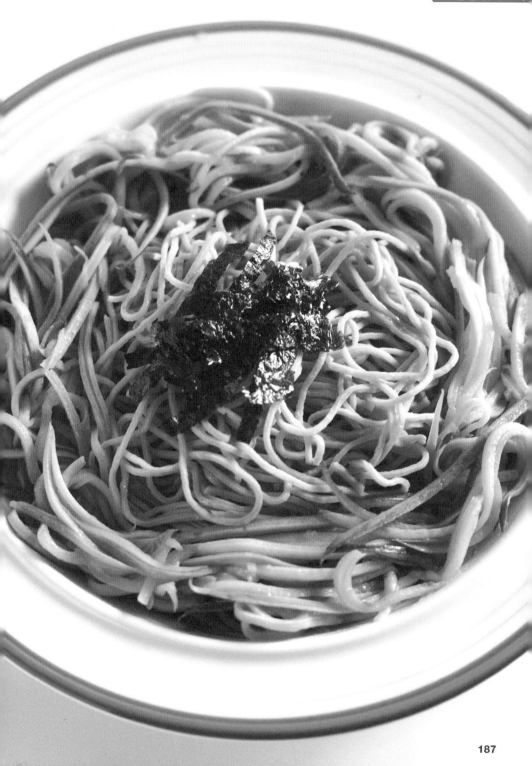

# 한번 맛보면 헤어나오기 힘든
# 미역국수 비빔면

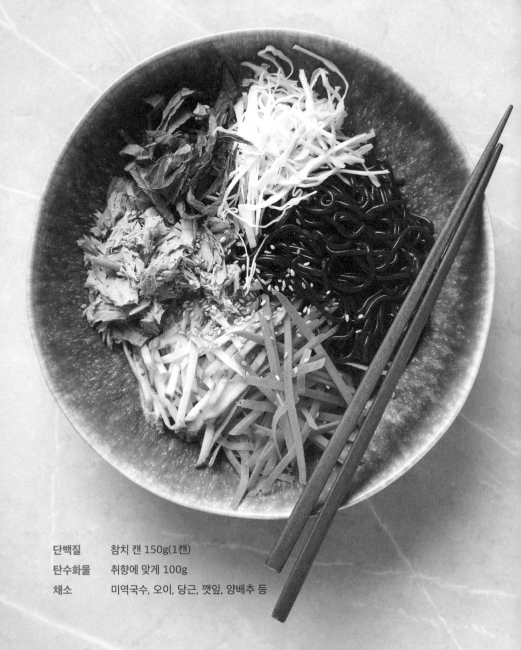

| | |
|---|---|
| **단백질** | 참치 캔 150g(1캔) |
| **탄수화물** | 취향에 맞게 100g |
| **채소** | 미역국수, 오이, 당근, 깻잎, 양배추 등 |

상큼한 양념  유자 폰즈소스 3 : 식초 1

달콤 짭조름한 간장 양념  알룰로스 1 : 간장 1

매운 비빔 양념  알룰로스 1 : 고춧가루 1 : 간장 1 : 연두 청양초 1(또는 스리라차)

국물 양념  냉면 육수 1팩, 식초

**①**  미역국수는 흐르는 물에 씻어 물기를 제거한 뒤 오목한
그릇에 담아주세요.

**②**  얇게 채 썬 채소는 듬뿍 올려주세요.

＊당근 라페를 넣어도 정말 맛있어요! 콩나물이나 참나물처럼 가벼운 양념의 한식
나물을 넣어도 좋아요.

**③**  참치 캔은 기름을 빼고 꽉 짜서 올려주세요.

＊닭가슴살을 선택했다면 데우지 않고 실온 정도에서 결대로 찢어 함께 올려주세요.

**④**  원하는 양념을 만들어 넣은 뒤 고루 섞어주세요.

**초격차
Way**

저는 양념을 계량해 만들지 않고 바로 접시에 뿌려 조금씩 가감하며
완성해요. 단맛과 짠맛, 신맛에 대한 선호가 다양하니 레시피에
얽매이지 말고 원하는 맛을 추가해보세요. 미리 양념된 비트 라페나
당근 라페, 한식 나물 등을 넣을 경우 양념을 하지 않아도 충분히
맛있답니다. 무더운 여름엔 냉면 육수를 한 포 넣어 시원하게 먹는 것도
추천해요.

미역국수는 쫄깃하고 탱글한 식감에 특별한 향이 나지 않아 어떤
양념에도 두루 잘 어울려요. 뜨겁게 먹는 요리보다는 차가운 요리에
넣으면 훨씬 맛있어요. 취향에 따라 미역면 대신 곤약면을 사용해도
좋지만 미역국수가 식감이 더 좋고 소화가 잘된다는 장점이 있어요.

미역국수 요리만으로는 탄수화물 함량이 매우 낮아 저탄수화물
식단으로 응용해도 좋고, 탄수화물은 마지막에 디저트처럼 즐겨도
좋아요. 저는 얼린 고구마를 식사하는 동안 꺼내두었다가 디저트 삼아
먹는데 마치 아이스크림을 먹는 것처럼 시원하고 달콤해서
정말 좋아해요!

# 두부면 크림소스 파스타

| | |
|---|---|
| **단백질** | 풀무원 두부면 1팩 |
| **탄수화물/채소** | 양파 1개, 표고버섯(양송이버섯 등 다른 버섯도 좋아요) |
| | ➕ 올리브유, 파스타용 크림소스, 후춧가루 |

**❶** 양파는 얇게 채 썰어 올리브유를 살짝 두른 팬에 볶아주세요.

**❷** 크림 소스 150g과 두부면, 적당한 크기로 썬 버섯을 넣고 2분간 더 볶은 뒤 완성합니다. 후춧가루를 뿌리면 더욱 맛있어요.

**초격차 Way**

보통 크기의 양파 한 개는 150g 내외로 약 14g의 탄수화물을 함유하고 있어요. 여기에 크림 파스타 소스와 두부면의 탄수화물 양을 더하면 25g 정도의 순 탄수화물을 섭취하게 되므로 별도의 탄수화물 요소는 넣지 않습니다.

다이어트 기간이지만 꾸덕하고 녹진한 크림소스 파스타가 너무 먹고 싶은 날이 있죠. 나가서 사 먹는다면 탄수화물과 지방 양을 통제할 수 없어 오히려 먹고 나서 스트레스를 받을 수 있으니, 집에서 직접 만들어보는 것은 어떨까요? 양파는 듬뿍, 버섯은 취향에 맞게 넣어 더욱 풍성하고 건강하게 즐길 수 있어요.

두부면은 소스가 잘 배어들지 않아 국물 요리나 비빔면으로는 어울리지 않아요. 토마토소스와도 다소 아쉬운 점이 있는데, 크림소스의 녹진함과는 상대적으로 잘 어울립니다. 다만 이 요리는 지방 함량이 높다는 점을 기억해주세요! 초격차 식단은 대체적으로 저지방 요리이니, 다른 두 끼를 잘 챙겨 먹으면 큰 문제는 없답니다.

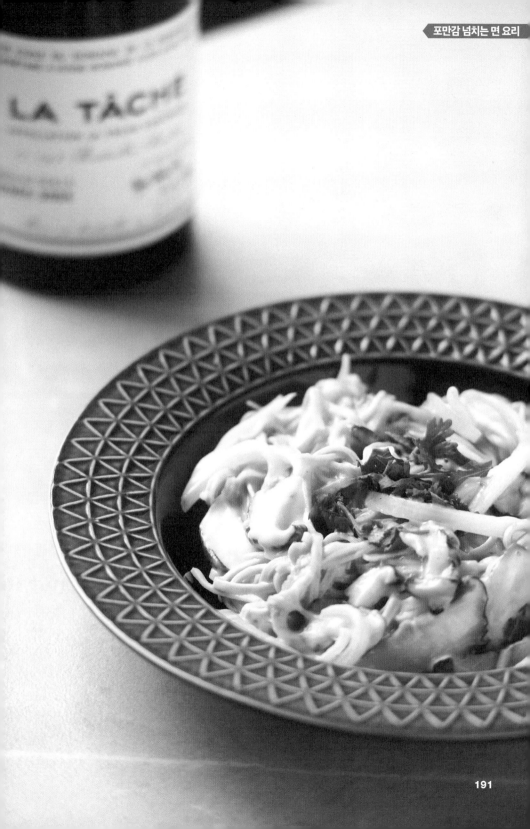

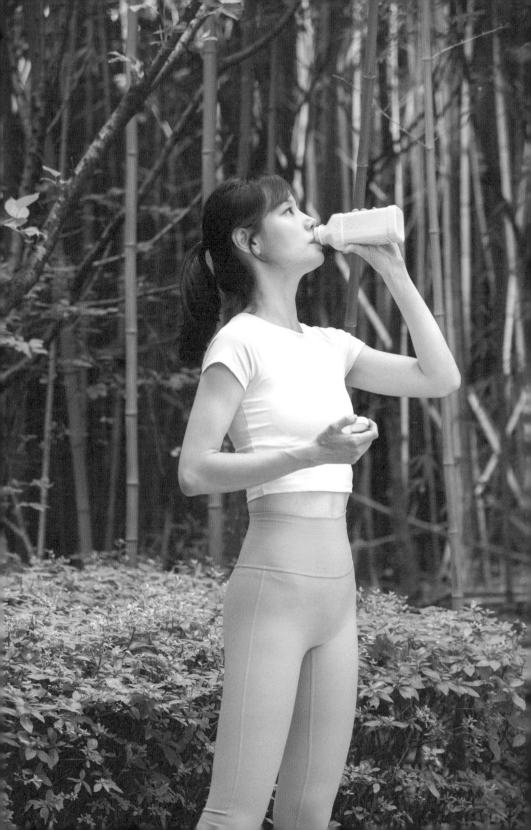

건강한 체지방 감량의
본질은, 내 몸이 원하는
적절한 건강 상태를
찾아가는 과정에 있어요.

## 푸른 바다가 펼쳐진 햇살 같은 맛
# 지중해식 생선 스테이크

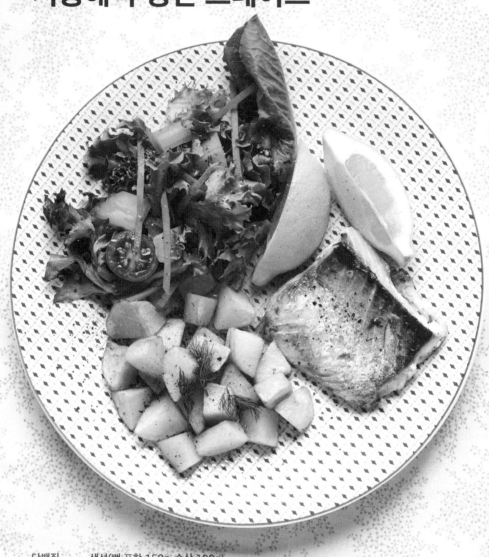

| 단백질 | 생선(뼈 포함 150g, 순살 100g) |
|---|---|
| 탄수화물 | 감자 100g |
| 채소 | 애호박, 버섯류, 생레몬, 샐러드 채소 ➕ 올리브유, 소금 또는 스테이크 시즈닝 |

① 팬에 올리브유를 살짝 두르고 주사위 크기로 썬 감자와 애호박, 버섯을 잘 익혀주세요. 소금이나 스테이크 시즈닝으로 살짝 간을 합니다.

② 생선은 미디엄 정도로 너무 많이 익히지 않도록 신경 쓰며 팬에 구워주세요.

\* 연어나 고등어, 부세처럼 기름이 많은 생선을 구울 때는 기름을 두르지 않고 껍질 부분을 먼저 팬에 닿게 해 굽고, 삼치처럼 담백한 생선을 구울 때는 올리브유를 살짝 두릅니다.

③ 접시에 구운 생선과 채소, 버섯을 올리고 레몬을 반으로 잘라 올립니다. 샐러드 채소를 곁들여도 좋아요.

\* 레몬은 먹기 직전 즙을 짜 뿌려 드세요.

**초격차 Way**

삼치, 고등어, 연어, 부세, 갈치, 가자미, 틸라피아 등 어떤 생선이든 좋습니다. 모두 저마다의 매력이 있기 때문이죠. 저는 주말에는 꼭 생선을 스테이크 플래터로 즐기는데, 각기 다른 생선을 먹는 즐거움이 있었어요. 특히 구이를 한다면, 국산 고등어보다는 건강한 불포화지방 함량이 조금 더 높은 노르웨이산을 추천합니다. 고등어가 이렇게 맛있는 생선이었나 하고 놀라실 거예요.

이 요리의 포인트는 다름 아닌 레몬입니다. 충분한 양의 레몬즙을 감자 등 구운 채소와 생선 위에 넉넉하게 뿌려주세요. 소금과 레몬즙, 오일이 빚어내는 맛의 하모니는 '심플한 것이 최고다(Simple is best)'라는 명제를 온전히 증명해요. 단순하고 건강한, 기분까지 맑아지는 맛이죠.

감자와 애호박은 식사 양을 맞추는 포만감 요소로 먹어요. 브로콜리나 줄기콩(그린빈)도 맛의 궁합이 정말 좋아요. 그린빈은 제철이 짧고 비싼 편에 속하며 구하기도 쉽지 않은데 한번쯤 먹어볼 만해요. 냉동 그린빈은 아무래도 생그린빈보다는 질기고 풍미가 떨어지지만 저는 그린빈을 정말 좋아해 냉동실에 구비해두고 자주 구워 먹는답니다.

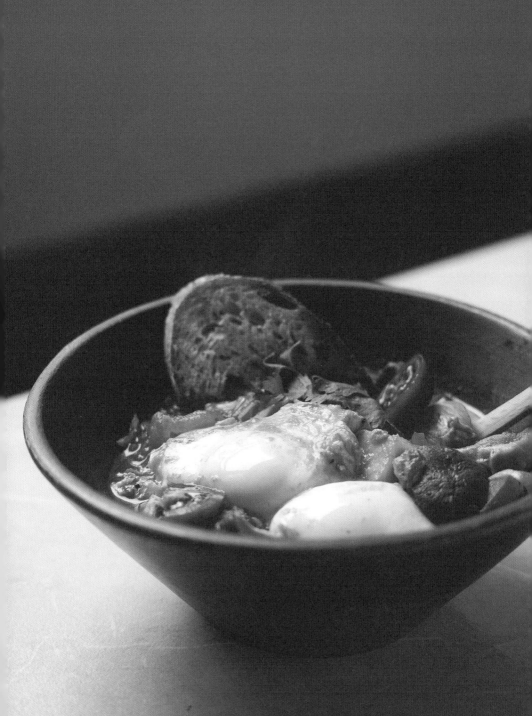

한번에 만들어 더욱 편리한

# 토마토 수프

| | |
|---|---|
| **단백질** | 달걀 2개(또는 취향에 맞게) |
| **탄수화물** | 사워도우 70g(또는 취향에 맞게) |
| **채소** | 토마토, 양배추, 브로콜리, 애호박, 양파 등 |

> ● 파스타용 토마토소스, 치킨스톡, 쥐똥고추, 스테이크 시즈닝

**①** 물 500ml에 모든 채소를 적당한 크기로 썰어 넣고 물 양이
절반이 되도록 푹 익혀주세요.

\* 토마토는 일반 토마토, 방울토마토 무엇을 넣어도 상관없어요.

**②** 파스타용 토마토소스 100g, 치킨스톡 한 숟가락을 넣고
간을 맞춥니다. 매운맛을 원하면 쥐똥고추를 한 개 정도
넣어주세요!

**③** 생달걀을 넣고 1분간 더 끓여 완성합니다. 스테이크
시즈닝을 톡톡 뿌리면 더 맛있어요.

\* 달걀을 넣고 휘저어 풀지 말고 냄비 뚜껑을 덮어 익히면 예쁜 반숙란을 만들 수 있어요.

**초격차
Way**

달걀 대신 다른 단백질을 선택한다면, 먼저 적당한 크기로 잘라 채소와
함께 익혀주세요. 단, 새우는 너무 쪼그라들어 작아질 수 있으니
달걀처럼 맨 마지막에 넣으면 되어요.

시중의 파스타용 토마토소스는 100g당 탄수화물이 10~15g 정도
들어 있어요. 그러니 저탄수화물 식단을 원하는 경우 탄수화물 옵션을
빼거나 단호박처럼 순 탄수화물 함량이 낮은 것을 선택하세요.

담백하게 빠져드는 맛

# 이북식 찜닭과
# 찜채소

| | |
|---|---|
| 단백질 | 생닭가슴살 100g |
| 탄수화물 | 귀리밥(또는 취향에 맞게) |
| 채소 | 부추, 알배추, 양배추, 애호박, 가지 |

| | |
|---|---|
| 양념장 | 간장 2 : 알룰로스 1 ➕ 고춧가루, 참기름 |

**❶** 부추는 씻어 반으로 자르고, 알배추는 길게 4등분하고,
양배추는 적당한 크기로 썰고, 애호박과 가지는 5cm
정도로 3등분합니다.

**❷** 찜기에 닭가슴살과 부추, 알배추, 양배추, 애호박, 가지를
넣고 20분간 쪄 완성합니다.

**❸** 양념장은 재료를 고루 섞어 만들어요.

**❹** 닭가슴살과 채소를 양념장에 찍어 귀리밥을 곁들여 드세요.

**초격차
Way** 이북식 찜닭은 잘 익힌 담백한 닭고기에 부추를 듬뿍 올려 양념장을
찍어 먹는 요리랍니다. 이 음식을 조금 응용하면 다양한 채소를
담백하게 찐 뒤 양념장에 찍어 든든하고 맛있게 즐길 수 있어요.
부추나 알배추를 닭고기와 함께 양념장에 찍어 먹으면 정말
별미랍니다. 가지와 애호박은 찌면 달콤한 맛이 올라오는데 양념장
없이 먹어도 아주 맛있어요. 채소의 범위에 한계를 두지 말고 시장에서
보이는 다양한 식재료로 시도해보시길!

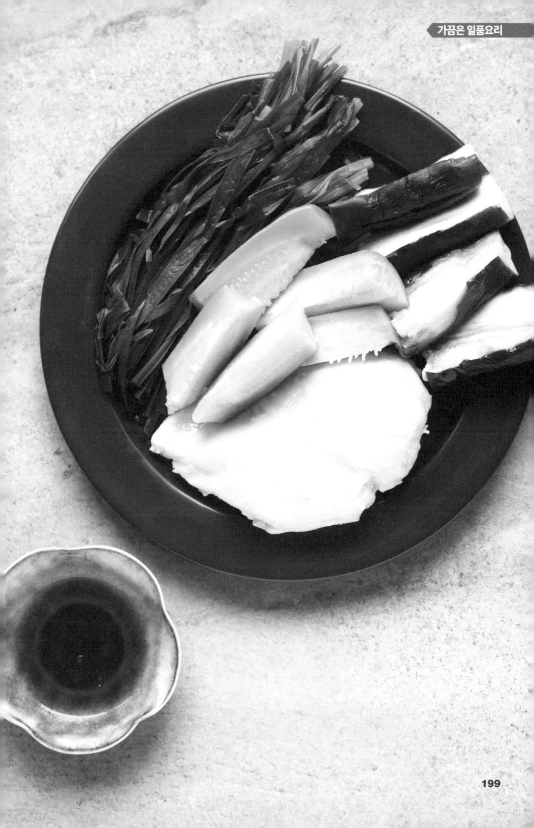

# 마음까지 맑고 따뜻해지는
# 두부와 무 나베

| 단백질 | 두부 300g |
|---|---|
| 탄수화물 | 생략 가능 또는 취향에 맞게 |
| 채소 | 무 ✚ 팽이버섯, 느타리버섯, 당근, 알배추, 대파 |
| | ✚ 산들애 가쓰오육수(또는 쯔유, 치킨스톡) |

**❶** 물 500ml에 시판 육수를 넣어 간을 맞춰주세요.

&ast; 물 양은 정확히 계량하지 않아도 괜찮아요.

**❷** 적당한 크기로 썬 무를 넣고 끓이다 팽이버섯, 느타리버섯,
알배추 등의 채소를 넣어주세요.

**❸** 두부를 먹기 좋은 크기로 썰어 넣고 한번 더 끓이면
완성입니다.

**초격차
Way**
몸이 으슬으슬하고 추운 날, 혹은 전날 탄수화물을 과하게 먹어
저탄수화물 식단이 필요할 때 좋은 메뉴예요. 이 요리에는 고구마나
단호박, 밥 등 탄수화물을 옵션으로 더할 수 있습니다. 따끈한 국물에
채소와 부드러운 두부를 듬뿍 넣고 끓여 먹는 요리는 포만감도
좋고 기분까지 보듬어지는 느낌이죠. 만약 채소를 그냥 먹기 조금
심심하다면 유자 폰즈소스에 살짝 찍어 먹어도 좋아요.

양배추와 표고버섯, 청경채, 숙주 등을 넣어도 잘 어울려요. 두부 대신
생닭가슴살이나 닭안심살도 좋고, 얇게 썬 돼지 앞다리살을 넣어도
별미예요.

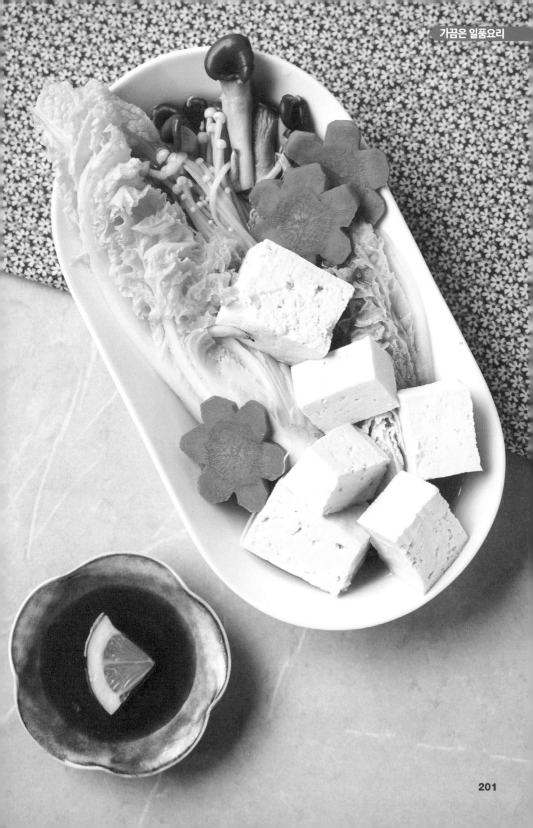

색다른 요리가 먹고 싶을 때

# 베트남식 분짜

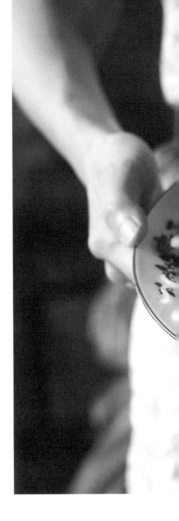

| 단백질 | 돼지 앞다리살 100g(또는 취향에 맞게) |
|---|---|
| 채소 | 실곤약, 고수, 양상추, 양배추, 양파, 당근 등 |

| 양념장 | 피시 소스 1 : 라임주스 1 : 식초 1 : 알룰로스 3 ➕ 청양고추 약간 |
|---|---|
| | ➕ 스테이크 시즈닝 |

① 돼지 앞다리살은 스테이크 시즈닝을 뿌려 구워주세요.

② 끓는 물에 실곤약을 데쳐 물기를 뺀 뒤 접시에 올립니다.

③ 얇게 채 썬 채소와 돼지 앞다리살을 올리고 고루 섞은
양념장을 넣어 비벼주세요.

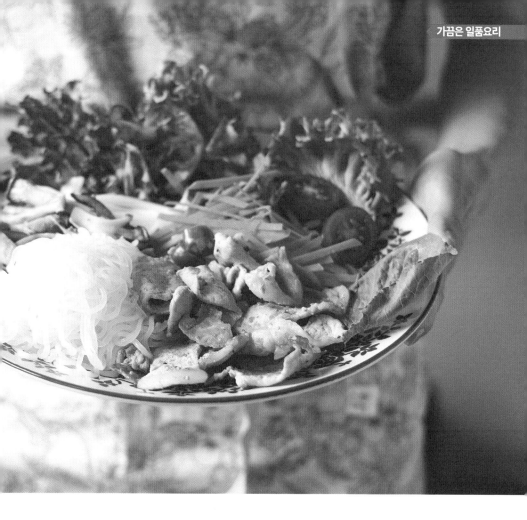

초격차
Way

새콤달콤한 분짜는 다이어트 요리로 훌륭한 한 끼가 됩니다.
분짜만으로는 탄수화물 요소가 빠져 있으니 원하는 것을 챙겨 먹거나
치팅데이 전후의 식사로 활용해도 좋아요. 특히 고수를 넣으면
이국적인 풍미를 손쉽게 낼 수 있으니 맛있는 요리가 생각나면
시도해보시길!

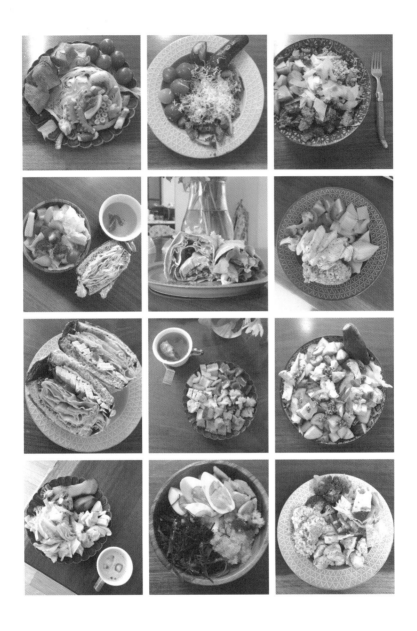

탄수화물 100g, 단백질 100g, 채소는 듬뿍!
초격차 식단 공식으로 무궁무진한
다이어트 요리를 마음껏 만들어보세요.

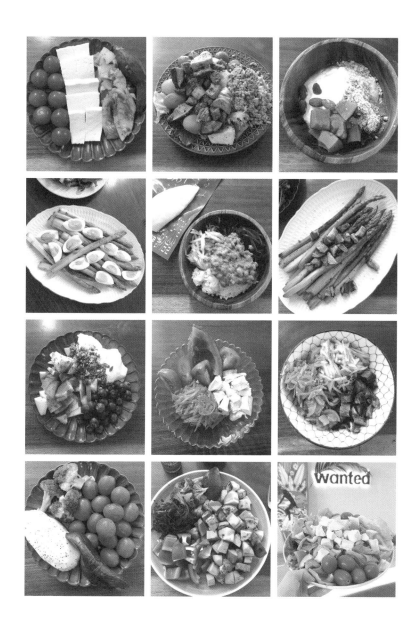

더 많은 초격차 식단은
@julia_superdiet에서 확인하세요
#초격차식단 #초격차다이어트

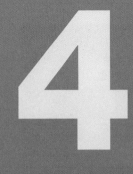

# 빠른 시간에 효율적으로 체지방을 날리는 초격차 운동법

책상에 오래 앉아 있다고 성적이 오르는 건 아니라는 사실, 다 아시죠? 운동도 똑같아요. 체지방을 쏙쏙 골라 빼는 방법을 제대로 모르고 하는 운동은 그냥 시간 쓰고 체력 낭비하는 헛고생이 될 수도 있죠. 어떤 운동은 차라리 안 하는 게 더 낫고요. 이번에는 오로지 '체지방 불태우기'의 관점에서 식사는 언제 해야 하는지, 1시간 동안 한다면 무슨 운동을 해야 하는지, 유의할 점은 무엇인지 등을 정확히 짚어드립니다.

# 적을 알아야
# 전략을 짠다
# 지방 연소의 원리

**우리 몸에서 지방이 연소되는 순서**

운동할 때 몸에서 지방을 바로 분해해 사용하면 좋겠지만 지방은 탄수화물을 먼저 사용한 뒤 상대적으로 복잡한 대사 과정을 거쳐 연소됩니다. 만약 러닝머신에 올라간다면 숨이 찰 정도의 가벼운 달리기를 하더라도 30분간은 탄수화물의 사용 비중이 80% 이상을 차지해요. 몇 시간씩 운동할 여유가 없는 경우, 30분 동안 뛰어도 지방을 태우기 힘들다면 전략을 바꾸어야죠. 운동의 효율을 높이려면 탄수화물을 최대한 빠르게 소모시킬 수 있는 고강도 무산소성 운동을 짧게라도 먼저 진행해주세요. 뒤이어 유산소 운동을 시작하면 같은 시간 내에 더 많은 지방을 태울 수 있어요.

*Point 1!*
중강도 이상의 유산소 운동을 30분 이상 지속해야 체지방이 연소된다

*Point 2!*
유산소 운동에 앞서 고강도 전신 운동을 선행하면 더 효율적으로 체지방이 연소된다

## 유산소 운동 전의 고강도 운동, 무엇을 해야 할까

탄수화물은 단시간의 고강도 운동일 경우에 주 에너지원으로 사용되어요. 고강도 웨이트 트레이닝을 통해 유산소 운동 전 체내 탄수화물을 빨리 고갈시켜야 한다고 하는데, 어떤 운동을 어느 강도로 해야 나에게 맞는 수준일까요? 똑같이 20kg 데드리프트를 한다고 해도, 누군가는 워밍업 정도로 느끼며 30회씩 반복할 수 있는 반면, 어떤 사람은 10회 정도를 힘들게 겨우 수행할 수 있어요. 즉 같은 운동, 같은 무게라도 전자는 유산소성 운동을 하는 것이고, 후자는 고강도 무산소성 운동을 하는 셈이죠.

웨이트 트레이닝을 통해 고강도 운동으로 탄수화물을 먼저 소진할 계획이라면, 12회 정도를 매우 힘들게 수행할 수 있을 정도의 무게로 4~5세트 정도 하는 것이 좋아요. 근력 운동을 할 수 있는 시간적 여유가 있다면 상체나 하체 등 본인이 타깃으로 하는 부위의 운동 4~5가지를 각각 4~5세트씩 수행한 뒤 유산소 운동을 이어서 하면 좋습니다. 만약 시간이 없어 유산소 운동 전 단 한 가지 운동을 10분 정도만 해야 한다면, 전신 운동의 꽃이라고 할 수 있는 케틀벨 스윙을 추천해요. 15~20회씩 5세트, 총 75~100회의 스윙으로 충분한 효과를 얻을 수 있어요.

운동 동작은 이 책에서 다루지 않아요. 동작을 배우려면 PT를 받지 않더라도 헬스장의 트레이너에게 도움을 요청해보세요. 친절하게 알려줄 거예요. 만약 도움받을 만한 사람이 없다면 유튜브에서 동작 이름을 검색해보세요. 수많은 전문가들이 원리와 바른 자세, 주의할 점을 설명하고 있습니다. 여러 가지 영상을 통해 원리를 익히며 배워보세요!

## 어떤 유산소 운동이 체지방을 태우는 데 가장 효과적일까

장시간의 중강도 운동, 특히 운동 시간이 30분 이상 지속되는 경우에는 지방이 에너지원으로 사용되는 비율이 점차 증가해요. 마라톤처럼 심폐력과 지구력 운동으로 훈련을 하는 선수들이 대표적이죠. 수백 킬로그램의 무게를 들며 폭발적인 힘을 내야 하는 역도성 운동보다는 달리기와 같은 중강도의 트레이닝에서 지방을 더욱 많이 사용해요. 마라톤 선수 중 살집이 많은 사람이 없는 이유예요.

전 세계적으로 지방을 효과적으로 산화시키는 방법에 대한 연구가 활발히 진행되어왔는데요, 체지방의 효율적인 연소를 위해 최대 심박수의 60~70%가 권장됩니다.

### 최대 심박수 = 220 - 나이

30세라면 190이 최대 심박수이니, 가장 효과적인 체지방 연소 심박수는 118~133 수준입니다. 국내에는 **최대 심박수의 65%에서 최대 지방 연소가 일어난다**는 연구도 있어요. 30세의 경우 대략 130 내외의 심박수를 유지하며 유산소 운동을 30분 이상 지속하면 가장 최적의 효과를 얻을 수 있죠. 자신의 나이에 따라 적정한 심박수를 산출해보세요. 많은 유산소 운동 기구에서 심박수 측정 기능을 제공하고 있으니, 운동 중 확인해보는 것도 좋은 방법입니다.

유산소 운동은 헬스장에서 트레드밀(러닝머신), 스테퍼, 일립티컬, 자전거 등 다양한 기구를 활용할 수 있고, 밖에 나가 풍경을 보며 달리기를 하거나 자전거를 탈 수도 있어요. 마땅한 기구가 없거나 환경이 안 된다면 점핑잭이나 다양한 방식의 버피 점프도 훌륭한 전신 유산소 운동이 됩니다. 중요한 것은 최소 30분 이상 꾸준히 운동 상태를 지속해야 한다는 점이에요. 점핑잭을 5분 정도 하다가 지쳐 그만둔다면, 차라리 강도가 낮더라도 30분간 러닝머신에서 천천히 오르막길 걷기를 하는 것이 더 낫습니다. **지속적인 운동 상태가 체지방 연소의 핵심입니다.**

지속적인
운동 상태가
체지방 연소의
핵심입니다.

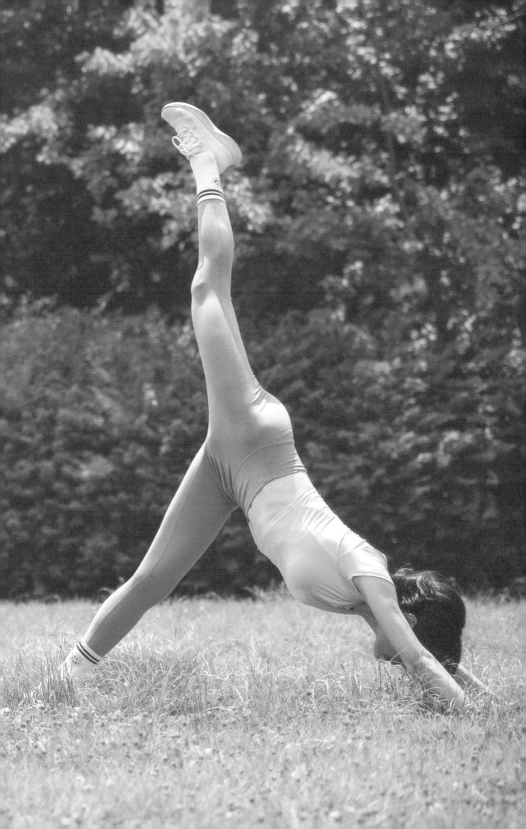

# 체중 관리를 위한
# 초격차 운동법

체지방 연소를 위해서는 운동을 일주일에 3회 이상 꾸준히 실천하기를 권합니다. 식단 관리를 먼저 시작하더라도 궁극적으로는 운동 과정이 있어야 요요 현상이 오지 않는 몸으로 체성분을 재구성할 수 있으니 운동의 필요성을 잊지 마세요.

그렇다면 최소의 시간으로 최대의 체지방을 태우는 실전 전략은 무엇일까요?

**매번 2시간 이상 운동할 수 있는 경우**
웨이트 트레이닝 50분 이상 + 유산소 운동 30분 ~ 1시간

**매번 1시간 운동할 수 있는 경우**
고강도 전신 운동 10~15분 + 고강도 유산소 운동 30분 이상

앞서 설명한 대로 지방 연소를 위해서는 중강도의 지속적인 유산소 운동이 필수적이지만 효율을 높이기 위해서는 짧게라도 고강도 전신 운동을 선행하는 것이 좋아요. 단, 오직 근력과 근육량 증가가 목적이라면 운동 방식이 전혀 달라지며, 여기서는 체지방 연소가 주목적입니다.

운동에 여유롭게 2시간 이상 투자할 수 있는 경우, 헬스장에서 웨이트 트레이닝을 50분~1시간 10분 정도, 즉 5가지 운동을 5세트씩 한 뒤 러닝머신 등의 유산소 운동 기구를 이용해 최대 1시간까지 가벼운 러닝이나 오르막길 걷기 등을 하면 됩니다. 최대 심박수의 65% 내외(30세 기준 120~130)를 유지하는 유산소 운동은 생각보다 강도가 높지 않지만 그냥 기분 좋게 걷는 수준보다는 힘들어요. 흔히 라디오를 듣거나 TV를 볼 수는 있지만 '옆에서 말을 걸면 대답하기 짜증날 정도'라고 생각하면 됩니다.

1시간 혹은 그 이하의 짬을 내 운동하는 경우라면 바로 유산소 운동을 하기보다는 먼저 고강도의 전신 혹은 대근육 운동을 하는 게 좋아요. 여성 기준 10~20kg, 남성은 16~30kg의 무게로 케틀벨 스윙을 15~20회 5세트 하는 정도예요. 운동 기구가 있는 환경이라면 10~15회를 채울 수 있을 정도의 무거운 중량 백스쿼트나 레그프레스도 좋습니다. 하체에는 대근육이 많아 빠르게 탄수화물을 고갈시킬 수 있어 하체 중심의 운동이 더 효율적이에요. 만약 헬스장이 아니고 맨몸으로 운동하는 상황이라면 스타 점프나 버피 '점프'(슬로 버피가 아니에요), 점프 스쿼트를 20회씩 5세트 하는 것을 강력히 추천해요. 그중 스타 점프는 직접 뛰어보기 전에는 얼마나 힘든지 감히 상상할 수 없는 운동입니다.

\* 각각의 운동은 이 책에서 설명하지 않아요. 유튜브에 운동 이름을 검색하면 수많은 트레이너가 중요한 포인트를 설명해주는 영상이 많아요. 적극적으로 참고해 운동의 질을 높여보세요.

이후 러닝머신에서 10분 정도는 인터벌 러닝을, 이후 심박수가 높은 수준으로 올라오면 빠른 걷기나 오르막길 걷기를 하면 효과적으로 체지방을 감량할 수 있어요. 자전거나 스테퍼 등의 다른 유산소 운동 머신을 이용하는 것도 좋습니다. 다만 초반 10분은 강도를 높게 설정해 벅차고 땀이 많이 흐를 정도로 하고, 10분 이후부터는 최대 심박수의 65% 수준을 유지하면 됩니다.

# Q

## 뱃살을 빼는 운동법이 있을까요?

# A

뱃살만 빼는 운동법은 없어요. 복부 지방이나 내장 지방은 많은 분들의 공통된 고민거리인데, 복근 운동을 한다고 뱃살이 빠지는 것은 절대 아닙니다. 오히려 이렇게 소근육 위주의 운동을 하는 것은 굉장히 비효율적인 접근이에요. 마찬가지로 팔뚝 살, 허벅지 안쪽 살, 턱살 등 어느 특정 부위만을 집중적으로 감량하는 운동법은 없습니다. 대근육 위주의 전신 근력 운동과 30분 이상의 숨이 차는 유산소 운동을 한 달간 일주일에 3회 이상 꾸준히 해야 모든 부위의 지방이 골고루 감량됩니다.

# 체지방을 쏙 빼준
# 인터벌 러닝

제가 약 4개월의 짧은 기간 동안 체지방만 무려 10kg을 감량했는데 가장 큰 공신이 있다면 바로 인터벌 러닝이에요. 엄밀한 의미에서 인터벌 러닝은 심장이 터질 듯 빨리 달리다 살살 뛰기를 반복하는 것이지만 저는 다소 완화된 형태의 인터벌 러닝을 진행했습니다.

인터벌 러닝은 왜 달리기보다 더 많이 지방을 연소시키는 것일까요? 인터벌 러닝의 효과를 설명할 때 '자동차의 연비'에 흔히 비유해요. 급발진, 급제동을 하면 연료가 과다하게 소비되죠. 속도를 빨리 변화시키는 것이 연료를 많이 소비하는 셈인데, 우리 몸과 달리기도 비슷해요. 갑자기 질주하기 위해서는 많은 에너지가 필요합니다. 빠른 속도로 달리기를 하면 중심 체온이 빠르게 올라가고, 신진대사가 활발해지며, 내장 지방도 효과적으로 소모됩니다.

여러분이 러닝머신 위에 있는 시간을 줄이고 싶다면 인터벌 러닝을 추천해요. 같은 속도로 1시간 동안 7km를 살살 뛰는 것보다는, 오히려 9km/h로 3~5분간 뛰고 1분 동안 5km/h로 천천히 걷는 것을 반복하며 30~40분 운동하는 것이 칼로리 소모와 체지방 연소에 더욱 효율적이랍니다.

제가 러닝머신에서 하는 인터벌 러닝을 좋아하는 이유가 또 하나 있어요. 바로 나약한 의지를 커버할 수 있다는 점이죠. 저는 의지력이 그리 강하지 않은, 평범한 사람이에요. 그래서 다른 유산소 운동 머신, 즉 자전거를 타거나 일립티컬을 이용하면 힘들 때 운동을 쉽게 포기하게 되더라고요. 하지만 러닝머신은 바닥이 움직이고 있으니 다치지 않으려면 무조건 걸어야 합니다. 제가 의지를 가지고 페달을 눌러 밟는 자전거보다 훨씬 수동적인 운동법이지만 저에게는 잘 맞았어요.

처음엔 2분 뛰고 1분 걷고를 반복했는데 너무 힘들었어요. 한 세트가 3분이니 10세트를 해야 겨우 30분을 채울 수 있어 그냥 이를 꽉 물고 했죠. 달릴 때는 "120초만 참자, 딱 120초!"라고 되뇌었어요. 잠시 걸으며 쉬는 동안은 시간이 순식간에 지나갔지요. 놀라운 것은 일주일, 2주일 반복되면서 갑자기 어느 날 별로 힘들지 않았다는 거예요. 저는 걷는 시간은 그대로 두고 뛰는 시간을 늘림으로써 강도를 높였는데 6분 뛰고 1분 걷는 수준까지 이르게 되었답니다. 체지방은 여름날 얼음 녹듯 쭉쭉 빠졌고요.

체지방률이 20% 아래로 떨어지면 인터벌 러닝보다는 인클라인(오르막길) 걷기로 40~60분 정도 하는 것도 좋습니다. 하지만 체지방률이 높고 빠르게 지방을 태우고 싶다면 인터벌 러닝보다 더 '효율적인' 방법이 있을까요? 시원한 공기를 마시며 한강을 따라 조깅하는 것처럼 낭만적이지는 않지만 하루에 1시간 미만을 투자해 가장 빨리 체지방을 없애고 싶다면 한번 고려해보세요.

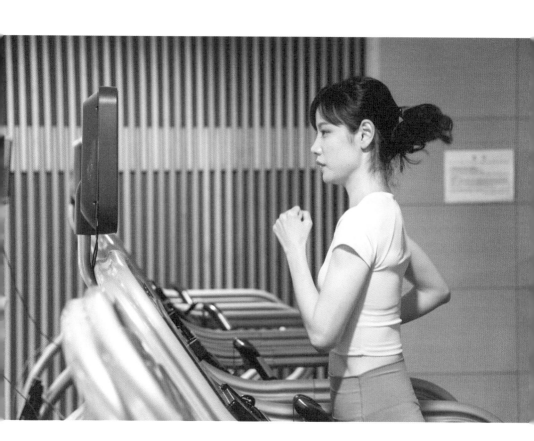

# 나에게 맞는
# 운동 찾기

요가와 필라테스, 조깅, 헬스 중 어떤 운동을 해야 할까요? 그 대답은, 무엇이든 본인에게 맞는 운동을 하라는 것입니다. 조금 더 즐겁고 오랫동안 생활 속에서 실천할 수 있는 운동을요!

운동은 체형을 만들어요. 그런데 어떤 운동을 하느냐에 따라 조금 다른 체형과 운동 능력을 지향하게 되어요. 외형적인 모습뿐만 아니라 기능적인 면에서도 내가 원하는 바가 무엇인지 고민해볼 필요는 있어요. **만약 그 운동을 통해 최종적으로 어떤 몸에 도달할 수 있는지 궁금하다면 그 운동의 정점에 있는 프로 선수를 떠올려보면 됩니다.** 세계적인 수영 선수, 축구 선수, 야구 선수, 발레리나, 기계체조 선수, 골프 선수, 보디빌더, 마라톤 선수의 체형과 기능적 강점은 모두 다릅니다. 당신이 어떤 부분을 강화하고 싶은지 생각해보세요.

운동은 심미적인 영역, 신체 기능적 영역에 골고루 영향을 미쳐요.

마라톤 선수처럼 고강도로 긴 시간을 들여 유산소 위주의 운동을 한다면 지방질 없이 가벼운 몸과 높은 심폐 지구력을 갖출 수 있겠죠. 한편 몸의 굴곡을 만들며 특정 근육을 키워 체형적인 단점을 보완하고 싶다면 보디빌딩 방식의 웨이트 트레이닝도 도움이 될 거예요. 어깨가 굽고 좁아 콤플렉스였다면 해당 근육을 중점적으로 강화해 외모와 기능을 모두 잡을 수 있고요. 체형의 불균형이 문제였다면 필라테스를 통해 코어 근육을 강화하고 좌우 대칭을 맞추어 나갈 수 있어요. 운동을 통해 맑은 정신과 집중력을 얻고 싶다면 정통 요가의 매력에 빠지기 좋죠.

**모든 운동의 공통점은 하는 것이 안 하는 것보다 좋다는 점입니다.** 효율성으로만 따지면 늘 최선의 대안을 만들 수는 있겠지만 더 중요한 것은 내가 이 운동을 하고 나서 정말 좋은 시간이었다고 단언할 수 있어야 해요. 운동 '과정', 순간순간이 행복하고 즐거울 수는 없어요. 운동은 보통 의지를 담아 몸을 움직이는 과정이기 때문에 누워 과자를 먹으며 영화를 보는 것보다는 불편한 게 당연해요. 운동하는 매 순간이 즐겁고 짜릿한 것은 아니지만 운동을 끝낸 후 독특한 상쾌함, 더 강해지는 느낌 혹은 차분해지고 맑아진 느낌, 스트레스가 해소된 기분 등 나만의 힐링 포인트가 있는 운동을 한다는 게 중요해요. 그래야 꾸준히 할 수 있어요. 만약 꾸준히 하지 않으면 어떤 운동도 삶에 별 영향을 미치지 못합니다.

**당신에게 맞는 운동을 찾아 오래, 꾸준히 하세요.**

# 줄리아의 운동 이야기

저는 살아오면서 많은 운동을 했어요. 하지만 단체 운동이나 구기 종목은 굉장히 싫어해요. 저에게 운동이란 자기 극복의 과정이지 협동심과 팀워크의 영역은 아니거든요. 그리고 옷을 많이 입거나 장비를 갖춰야 하는 운동도 굉장히 거추장스럽게 생각해요. 그래서 겨울에 옷 많이 입고 무거운 스키 들어야 하는 스키장에는 안 가고, 골프를 배워보자는 말에도 여전히 거절하고 있어요.

저는 자기 초월, 내적인 성찰, 한계 극복 이런 키워드에 늘 관심이 많았어요. 기계체조 선수의 몸과 발레리나의 몸을 가장 동경하기도 하고요. 자기 몸의 모든 부분을 정확하게 컨트롤할 수 있는 그들의 모습은 늘 제게 영감의 원천이 되었습니다. 내 몸을 내 마음대로 움직인다는 것, 생각보다 굉장한 일이에요. 신체적인 부분뿐만 아니라 집중력과 정신적인 측면에서도요.

스무 살 무렵부터 지금까지 가장 오래 한 운동은 요가예요. 요가는 칼로리 소모나 근육 강화를 고려할 때 절대적인 운동량이 많다고 할 수는 없어요. 체지방 감량이 목적이라면 상당히 부적합합니다. 하지만 복잡했던 하루를 정리하고 저의 삶을 단단하게 만들어주는 자의식 강화에 큰 도움을 받았어요. 스트레칭 위주의 힐링 요가보다는 하타나 빈야사 등의 요가를 좋아해 발리 같은 휴양지에서도 요가원에는 꼭 방문할 정도였어요. 뜨거운 공간에서 호흡과 몸의 유기적인 움직임에 집중하며 나의 한계를 시험하는 그 시간이 참 소중하지요. 요가의 포용력도 좋아해요. 보통 운동을 못하게 하는 임신부나 출산한 지 일주일 지난 산모도 요가는 충분히 계속할 수 있어요. '내 몸이 행복할 수 있을 만큼' 충분히 조절이 가능한 운동이라 일상에 조금 더 자연스럽게 스며들었죠.

한때는 폴댄스에도 미쳐 있었어요. 이유는 간단해요. 여자로서 여성스러움과 성적인 매력을 자연스럽게 보여주는 폴댄스의 움직임이 너무 아름다웠고 저도 그 동작들을 모두 따라 해보고 싶었거든요. 폴댄스는 소위 '관종'이라고 하죠, 관심을 받고 싶은 제 열망과 딱 맞아떨어지며 2년간 삶의 화두가 되었고, 강사 자격증까지 취득할 정도였어요! 남자친구와 데이트하는 것보다 새로운 동작을 배우고 영상을 찍어 올리는 것이 더 재미있게 느껴질 정도였으니까요. 하늘을 나는 것 같은 다양한 동작을 익혀 늘 SNS에

포스팅했고, 그 과정에서 남부럽지 않은 코어 근육을 얻었죠. 실제로 이렇게 만든 단단한 코어는 빠른 순산에도 정말 아주 큰 도움이 되었다고 생각해요.

하지만 삶이 바쁘고 다양한 변화가 찾아올수록 운동은 쉽게 우선순위에서 밀려나요. 운동을 좋아하던 저도, 몇 발짝 걷기 싫어 침대 옆에 온갖 물건을 가져다 놓는 습관이 생겼어요. 아기를 낳고 나서는 더 심해졌고요. 친구가 함께 바디 프로필을 찍어보지 않겠느냐고 제안할 무렵에는 요가와 폴댄스를 하던 시절보다 10kg 가까이 불어난 몸무게와 세상 만사 귀찮음으로 똘똘 무장해 있었어요. 보건소에서 간단한 혈액 검사만 해도 늘 혈당이 높게 나와 대사증후군 위험군이라는 말을 들었죠.

운동이 너무 귀찮고 끔찍이도 싫었지만 그래도 생각은 올발라 운동을 해야 제대로 몸을 만들 수 있다는 건 알았죠. 그래서 효율이 낮은 운동은 정말 피하고 싶었어요. 최소한의 시간과 노력을 들여 가장 빠르게 '체지방 감량'과 '체형 보완'을 하자는 것이 목표였고요. 덧붙여 당뇨 위험을 낮추려면 하체 근육을 강화해 글리코겐 저장량을 늘리며 혈당을 안정화할 수 있어야 한다는 의사 선생님의 조언도 참고했어요.

그래서 가장 빠른 지름길을 선택했어요. PT를 받으며 근육량을 늘려가면서

유산소 운동을 하면 체지방 감소에 좋고, 특히 웨이트 트레이닝으로 근육 사이즈를 키우면 납작한 엉덩이같은 체형 단점도 보완할 수 있을 뿐만 아니라 하체 근육도 만들 수 있다는 확신이 들었죠. 그리고 그것은 사실이었습니다! 백날 맨몸 운동으로 스쿼트를 300개씩 해도 여전히 앞뒤 구분 안 가던 엉덩이에 볼륨이 명백히 생기기 시작했고, 체지방은 일주일 단위로 쭉쭉 빠졌으니까요. 그냥 굶어 체중이 내려간 것과는 완전히 다른 몸이 되는 변화를 온몸으로 느꼈어요.

효율적인 운동 종목이 꼭 제 삶에 더 가치 있는 운동인 것은 아니에요. 모든 운동과 움직임, 노력은 삶을 정성스럽게 살아보려는 우리 마음가짐의 실천이니 존중받아 마땅해요. 집으로 그냥 들어가고 싶은 퇴근 후 저녁, 격렬한 운동이 아니어도 낮은 조도의 공간에서 깊이 호흡하며 명상하는 시간만으로도 우리의 삶은 건강해져요. 몇 정거장 먼저 내려 차분하게 걷는 시간, 주말에 여유롭게 자전거를 타는 시간, 친구들과 축구를 하는 가슴 뛰는 시간, 그 모든 것들이 우리 삶을 빛나게 만들어요.

저는 여러분이 자신의 상황과 좋아하는 것을 고려해 '지금 가장 원하는' 운동을 꼭 삶의 일부가 되도록 만들라고 말씀드리고 싶어요! 남이 좋다는 운동보다는 지금 내가 낼 수 있는 시간, 하고 싶은 운동 그리고 내가 느낄 보람을 고려해서요.

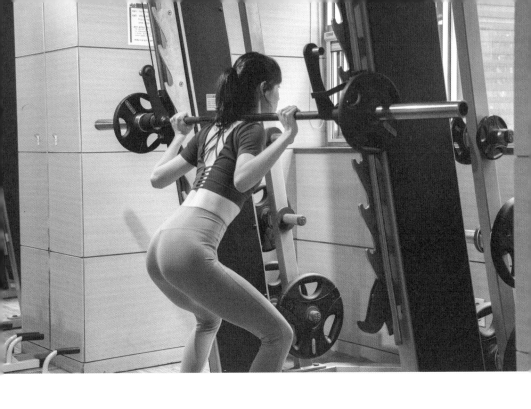

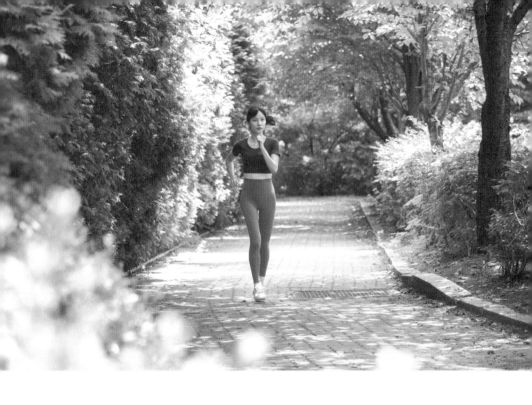

모든 운동과 움직임,
노력은 삶을 정성스럽게
살아보려는 우리 마음가짐의
실천이니 존중받아 마땅해요.

# 운동 초보자를 위한
# 헬스장 입문

    헬스장에 가서 낯선 운동 기구를 어떻게 사용해야 할지 몰라, 결국 러닝머신에서 걷다가 돌아오는 분들 정말 많죠? 저도 그랬습니다. 누구나 처음 헬스장에 가면 당황스러운 기분을 느끼는 것은 당연해요.

    가장 좋은 방법은 좋은 트레이너를 만나 내 몸에 맞는 운동을 배우는 것이에요. 운동 동작의 바른 자세를 배울 수 있을 뿐만 아니라 현재 본인의 체력과 근력에 맞는 적절한 운동 강도와 횟수를 보다 정확하게 알 수 있죠. 너무 약한 강도로 운동해 효과가 없거나 잘못된 자세로 강한 운동을 해 부상을 입는 일도 방지할 수 있습니다.

    좋은 트레이너는 '실력이 좋고', '나와 잘 맞는' 트레이너입니다. 기본적인 자격과 경력을 갖추어도 나와 맞지 않으면 소용이 없어요. 처음 보는 트레이너의 실력과 성향을 어떻게 파악해야 할지 막막하지만 요즘

엔 많은 헬스장에서 트레이너의 자격 요건과 경력을 공개하고 PT 1회 무료 체험 등의 서비스를 제공하니 미리 문의해보는 것이 좋습니다.

저는 이 과정이 소개팅과 같다고 생각해요. 상담이나 체험 과정에서도 호감과 불호는 자연스럽게 느껴집니다. 결국 퍼스널 트레이닝은 사람이 사람을 만나 수행하는 개인적인 영역이기 때문에 정확한 수치로 계량화할 수 없으며 느낌이 매우 중요해요. 왠지 불편한 사람과 매주 만나 운동을 할 이유는 없어요. 실력도 중요하지만 트레이너의 진정성이 없으면 다 물거품이니, 진정성 있는 느낌이 드는 사람을 찾고 당신의 감각을 믿어보세요.

트레이너를 정했으면 우선 운동 목적과 확실한 목표를 설정하고, 이 것을 트레이너에게 적극적으로 도와줄 것을 반드시 요청하세요. 많은 사람들이 PT를 등록하고 약속된 시간에 아무런 준비 없이 가서 1시간 동안 구호에 맞추어 움직이다 오는 경우가 많은데요. 그보다는 트레이너와 함께 장기, 중기, 단기 목표를 설정해야 해요. 예를 들어 구체적으로 6개월 후에 체중 10kg 감량이 목표라거나, 라운드 숄더에 대한 교정이 관심사라거나 하는 식으로요. 제대로 된 트레이너라면 회원의 이런 요청에 따라 운동 전략도 달라질 것입니다.

트레이너와 함께 운동 목표와 전략을 공유했으면 그를 온전히 믿고 최고의 모범생이 되세요. 비단 운동뿐만 아니라 모든 분야에서 가장 빠르게 성장하고 성취를 이루는 방법입니다. 세상에는 수많은 전문가가 있어요. 당신이 선택한 사람과 의견이 다를 수 있지만 제일 가까이에 있는 트레이너가 당신의 선생님이라는 것을 잊지 마세요. 운동 자세, 횟수, 중량 등 궁금한 점은 모두 담당 트레이너와 해결하세요. 무조건 가장 빠른 성취를 이룰 수 있어요.

PT를 받지 못하고 혼자 운동을 해야 하는 경우, 유튜브 등에서도 좋은 트레이너들의 자세한 설명을 들을 수 있어요. 웨이트 트레이닝의 기본적인 동작은 '양선수의 온라인 PT', 신체 교정과 근육의 움직임 등에 대한 상세한 설명은 '아찌의 운동TV'를 추천해요. 이 채널들만으로도 헬스장에서 기구가 낯설어 스트레스받는 일은 없을 거예요! 홈 트레이닝이 중심이라면 '땅끄부부'나 '힙으뜸' 유튜브도 좋습니다.

# 추천 유튜버 리스트

### 양선수의 온라인 PT

헬스장에서 반드시 배워야 할 기본 동작과 기구 활용법을 정확하고 군더더기 없는 설명으로 이해하기 쉽게 설명해주는 채널이에요. 데드리프트, 복근 운동, 스쿼트 등에 대해 헬스 입문자의 눈높이에서 가장 중요한 포인트를 짚어줍니다.

### 아찌의 운동 TV

굉장히 좋아하는 채널이에요. 무조건 강한 운동을 하는 것보다 더 중요한 것은 본인 체형의 불균형을 이해하고 이 부분을 먼저 교정하는 것인데 이 채널을 통해 많은 도움을 받을 수 있어요. 현대인 대부분에게 해당되는 골반과 척추 불균형을 자가 진단할 수 있고, 교정하는 기초 운동에 대해 쉽게 설명해줍니다.

### 핏블리 FITVELY

'치즈볼 먹방'으로 너무나 친근한 유튜버 핏블리의 채널에는 유익한 운동 영상부터 운동을 테마로 한 엔터테인먼트 콘텐츠까지 전문 방송국 못지않은 콘텐츠가 가득해요. 정말 재미있는 헬스남의 소개팅 영상과 다이어트 코칭 시리즈, 영양 시리즈까지 다양하고 유익한 영상이 많아요.

### 힙으뜸

헬스장, 홈 트레이닝, 운동 상식 등 다양한 콘텐츠를 제공하는 채널이에요. 10분 운동 시리즈는 집에서도 따라 하기 쉬워 헬스장에 갈 수 없는 분들에게도 도움이 되죠.

### 제이제이 살롱드핏

건강하고 밝은 이미지의 제이제이 또한 힙으뜸 채널과 비슷한 콘셉트의 영상을 제공해요. '일주일 챌린지' 시리즈를 도전하면 많은 구독자들과 함께하는 느낌을 받아 보다 재미있게 운동할 수 있어요. 다이어트와 관련된 수다 영상도 인기가 많아요.

### 강경원

보디빌딩계의 레전드! 강경원 유튜브 채널은 운동 동작 설명도 좋지만 여러분이 식단을 하며 지칠 때 엔터테인먼트적 요소로 즐겨주었으면 해요. '강경원 먹방'을 검색하면 닭가슴살을 먹으며 갈치맛이 난다고 하는 리액션부터 라면 스프 없이 면만 끓인 라면에 달걀흰자 수십 개를 넣어 먹는 영상까지 '나는 힘든 것도 아니구나'라고 반성하며 웃게 되는 영상들이 가득해요. 댓글을 읽으며 다이어트의 스트레스를 모두 잊을 수 있을 정도죠.

# 식사와 운동의
# 적절한 타이밍

식사와 운동에도 좋은 타이밍이 있어요. 그래서 운동을 습관화한 사람들은 항상 규칙적인 루틴이 있죠. 직장인은 점심시간을 이용해 운동한다거나 전업주부는 아이를 어린이집에 보내고 오전에 운동하는 식으로요. 그렇다면 언제가 좋은 타이밍이고, 그 이유는 무엇일까요?

결론부터 말하자면 점심이든, 저녁이든 **식사 직전에 운동하는 것**이 가장 좋습니다. 보통 밥 먹고 4시간 후에 운동하면 좋다고 하는데, 정확히 표현하면 '공복 상태'일 때 운동하는 것이 가장 효과적이라는 의미예요.

위에 음식물이 있는 상태에서 고강도의 운동을 하는 것이 좋지 않은 이유는, 식사 직후 음식물을 소화시키기 위해 위장으로 많은 혈액이 몰려 근육을 적절히 사용하며 운동할 수 없기 때문이에요. 운동을 하면 근육은 혈액이 운반하는 많은 산소와 에너지를 사용하게 되는데, 이때 혈액이 위장과 근육으로 분산되면 최대의 운동 효과를 얻기 힘들어요.

또 식사 직후에는 에너지를 절약하고 저장하는 작용을 수행하는 부교감신경이 활성화되어 움직이기 싫고 가만히 있고 싶어지죠. 동시에 내장관의 소화액 분비와 연동 운동이 촉진되어 음식물이 보다 잘 소화되고 흡수되며, 영양분의 흡수와 저장을 돕는 '동화 호르몬'인 인슐린이 분비되어요. 하지만 운동할 때는 심박수를 높이고 활동성을 부여하는 교감신경이 활성화되며 몸에 저장된 영양을 다시 에너지로 활용하는 '이화 호르몬'을 필요로 합니다. 즉 식사와 운동은 정반대의 호르몬과 신경을 사용해 서로 상충되는 셈이에요.

그럼 언제 식사를 해야 운동에 악영향을 주지 않을까요? 식사의 종류와 양에 따라 음식물이 위를 통과하는 시간은 짧게는 30분에서 최대 4시간까지 이어집니다. 닭가슴살처럼 지방이 거의 없는 순 단백질은 1시간이면 위를 통과해 장으로 넘어가요. 삼겹살 같은 경우는 4시간까지도 위에 머무르는데, 그 이유는 지방이 소화 흡수를 늦추기 때문입니다. 기름진 음식을 먹으면 꽤 오래 포만감이 가는 이유가 여기에 있어요. 한편 탄수화물은 식이섬유가 많은 통곡물보다는 도정한 백미나 식빵 같은 것들이 더 빠르게 소화되어요.

결론적으로 식사를 하고 1시간 이내로 곧장 운동을 해야 한다면 닭가슴살과 흰쌀밥 또는 식빵을 먹는 것이 기름기가 많은 연어와 섬유질이 가득한 귀리밥을 먹는 것보다 더 나은 선택일 수 있어요.

# Q 공복 운동, 과연 체지방 연소에 가장 좋을까?

**A** 공복 운동이 체지방을 빼는 데 큰 효과가 있다는 말이 있죠. 호르몬을 고려할 때 공복 상태가 운동하기 좋다고 했으니 당연히 바람직하지 않을까요? 하지만 그 대답은 간단하지 않아요. 사실 저는 아침 공복 운동을 추천하지 않아요. 전날 저녁 식사를 하고 잠들면 보통 마지막 식사에서 10시간 이상이 흐르는데, 이때는 혈당이 이미 낮은 수준으로 유지되며 글리코겐도 많이 고갈된 상태예요.

그래서 초격차 운동 전략에 따라 유산소 운동 앞에 붙이는 고강도 근력 운동을 할 때 너무 탈진할 수 있어요. 오히려 운동 효율이 떨어지는 것이지요. 무산소 운동 후 유산소 운동을 해야 지방이 빨리 타는데 고강도 무산소 운동을 하자니 체내 글리코겐이 이미 매우 낮은 상태이고, 바로 유산소 운동만 하면 지방 연소의 효율이 낮아져 최소 30분 이상 운동해야 겨우 지방이 연소될 환경이 만들어지는 셈이에요. 따라서 온종일 피곤해 일과에 집중하지 못하거나 스트레스를 받을 수도 있어요.

만약 오전 공복 운동의 강도를 제대로 조절하지 못하면 단백질을 분해해 포도당으로 합성하는 당신생이 일어나 오히려 근성장의 정반대인 근손실이 일어날 수도 있지요. 아침에 굳이 빈속으로 힘들게 고생하고, 근육이 더 분해되는 것만큼 황당한 일이 있을까요?

다만 아침에 가볍게 조깅, 요가 등의 유산소성 운동으로 하루를 시작하는 습관이 있고 그 상쾌함을 즐긴다면 당연히 운동하는 것이 좋지요. 스트레칭 위주의 힐링 요가를 한다면 차 한 잔 정도 마셔 몸을 깨우고 요가를 하는 것이 바람직해요. 만약 가볍게 땀이 흐를 정도의 조깅을 한다면 운동 30분 전에 과일(사과 한 개 정도)이나 요거트 한 팩 정도 먹는 것을 추천해요. 과일 속 과당이나 시중 요거트 속 당분이 바로 유산소성 운동에 활용될 당분을 공급하므로 체내 단백질을 보호해주기 때문이죠.

그리고 조깅보다 더 강한 인터벌 러닝 등으로 심폐 훈련을 한다면 과일이나 요거트보다 게토레이 등의 스포츠 음료를 마시는 것도 고려할 만합니다. 스포츠 음료 속에 포함된 당분과 전해질이 즉각적으로 에너지를 내는 포도당으로 빠르게 사용되어 근육을 보호하고, 지속적인 운동 과정에서 지방 연소를 도울 수 있어요.

# 실전
# 초격차 운동 전략!

1. 공복 운동을 하고 아침 식사를 하는 경우

고강도 운동은 지양합니다. 가벼운 스트레칭이나 짧은 조깅, 요가는 몸에 큰 무리를 주지 않기 때문에 취향에 맞게 운동하면 되지만 체지방 연소에는 효율이 매우 낮아요. 만약 고강도 운동을 원하는 경우 간단하게 아침 식사를 하거나 스포츠 음료를 마시고 운동하는 것을 고려해보세요.

운동 후 제대로 된 첫 식사를 하게 되는데, 이때는 탄수화물과 단백질이 고루 들어간 균형 잡힌 식사가 좋아요. 앞서 자세히 다룬 초격차 식단의 기본 구성을 따르면 충분하고도 풍부한 영양을 섭취할 수 있어요. 이렇게 체내에 고갈된 탄수화물을 채워 근육의 회복을 돕고 적정한 단백질을 섭취함으로써 근육의 성장을 이룰 수 있습니다.

## 2. 아침 식사를 하고 오전 운동을 한 뒤 점심을 먹는 경우

아침 식사 후 바로 운동을 한다면 상대적으로 가벼운 식사가 좋아요. 닭가슴살이나 저지방 그릭요거트가 적절한 선택이죠. 특히 커클랜드 그릭요거트는 지방이 거의 없고 단백질 함량이 매우 높아, 여기에 블루베리나 사과 등의 과일을 곁들여 과당 위주의 탄수화물을 먹은 뒤 운동하면 위장에 무리를 주지 않는 최적의 식사가 될 수 있어요. 한편 아침 식사 후 운동까지 2시간 이상 여유가 있다면 표준적인 식단을 유지하고, 운동 후에도 표준 식단대로 영양소를 섭취하면 됩니다.

## 3. 점심 식사를 하고 오후 운동을 한 뒤 저녁을 먹는 경우

많은 직장인들이 선택하는 운동 타이밍이에요. 오전 운동과 가장 큰 차이점은 공복 시간이 꽤 길다는 점이에요. 보통 낮 12시에 점심을 먹고 퇴근 후 운동을 하면 공복 시간이 6시간 이상 되는데, 공복 시간이 너무 길어지므로 강도 높은 웨이트 트레이닝을 통해 근육을 키우려면 운동 효율이 떨어질 수 있어요.

가장 좋은 솔루션은 점심을 균형 있게 적정량 먹은 뒤 오후 3~4시 정도에 가벼운 간식을 먹는 것이에요. 예를 들어 바나나 한 개, 삶은 달걀 하나 정도를 먹으면 운동하기 가장 좋은 상태에서 퇴근 후 운동을 즐길 수 있죠. 이렇게 하면 운동 후 늦은 저녁 식사도 비교적 가볍게 꾸려 하루의 에너지 총량을 맞추면 됩니다.

하지만 간식을 먹을 시간이 없다면 공복 운동을 하고 바로 양질의 탄수화물과 단백질로 구성된 저녁 식사를 하는 것이 좋아요. 영양소를 고려해 균형 있는 식사를 해야 애써 시간을 내 운동한 효과를 볼 수 있으니 적정한 영양 섭취에 신경 써주세요.

# Q 운동한 게 아까워 굶었더니 체지방량이 더 늘었어요

**A** 적절한 영양 섭취를 하지 않으면 운동이 힘만 들인 노동이 될 수 있어요! 특히 소모 칼로리를 표시해주는 유산소 운동 기구들이 많은데, 그래서 더 식사가 부담스럽게 느껴진다고 이야기하는 분들이 많아요. 자전거나 러닝머신을 30분간 숨이 찰 정도로 타야 고작 200kcal 정도가 소모되었다고 표시되는데 바로 식사를 하면 운동한 것이 다 물거품이 되는 기분이라고 하면서요.

운동하는 순간만 열량이 소모되는 것은 아니에요. 적절한 무산소 및 유산소 운동 후에는 신진대사가 활발해져 평상시보다 더 많은 칼로리가 소모되죠. 문제는 적절한 양의 탄수화물과 단백질을 섭취하지 않으면 체내 단백질을 분해하는 당신생 현상이 나타난다는 데 있어요. 열심히 운동하면 체내 포도당이 고갈되는데, 이때 빠르게 탄수화물을 섭취하지 않으면 단백질을 분해해 포도당을 만들어 적혈구와 뇌 등 필수적인 기관으로 보냅니다. 그 결과 열심히 운동을 하고 근육이 분해되니 오히려 골격근량이 낮아지고, 그러다 보니 기초대사량이 떨어져 같은 양을 먹어도 살이 더 쉽게 찌는 체질이 됩니다. 아니, 이럴 줄 알았다면 차라리 힘들여 운동이라도 하지 말걸 그랬어요!

매끼 탄수화물과 단백질을 갖춘 균형 있는 식사를 통해 운동 효과를 온전히 누리며 체지방을 감량하세요. 칼로리 섭취가 두려워 굶거나 곤약처럼 부피만 있고 영양소가 거의 없는 식품으로 끼니를 때우지 마세요. 물론 포만감을 위해 곤약이나 미역국수 등을 추가 섭취하는 것은 괜찮지만 적정한 탄수화물과 단백질 중심의 영양소 섭취가 우선입니다.

# 5

# 다이어트가
# 어려운 분들께

다이어트를 하는 과정에서 크고 작은 어려움을 겪을 수
있어요. 이론과 지식은 가득 채워도, 결국 마음과 의지가 가장
큰 문제죠. 마음을 다스리며 이 과정에서 성취할 수 있도록
응원의 메시지를 담았어요. 한편 원하는 만큼 체지방을
감량해 목표를 이루면 어떻게 유지해야 할까요?
요요 현상을 겪지 않고 현명하게 건강한 몸을 유지하는
방법을 전해드려요.

# 성공한
# 다이어트를
# 위해 가장
# 중요한 요소는
# 무엇일까요?
↓

다이어트에 성공하겠다는 본인의 의지예요.

아무리 쉬운 식단, 가장 효과적인 방법을 알려주어도 본인이 스스로를 설득하지 못하면 아무것도 소용이 없어요. 눈앞에 맛있는 저칼로리 식단을 차려주고, 국내 최고 실력의 트레이너가 옆에 붙어 매일 운동을 도와줘도, 남들이 당신을 설득하려고 하는 순간 당신의 다이어트는 이미 실패한 거예요. 체지방은 절대로 움직이지 않을 거니까요.

다른 사람이 당신의 몸을 바꿔야 된다고 말하게 하지 마세요. 오직 내가 할 수 있는 일이며, 내가 해야 하는 일이에요. 내 건강, 내 혈당, 내 근육, 내 마음과 정신을 위해 스스로를 가꾸세요. 사실 남들은 여러분에 대해 별 관심이 없어요. 그저 한 마디 던지는 그 순간뿐이죠. 살이 쪘으니 살 좀 빼라고 할 때에도, 다이어트에 성공해 날씬한 근육질의 몸이 되어 찬사와 질투를 보낼 때에도 그저 그 순간의 한 마디일 뿐이에요.

**다이어트는 남에게 나를 확인받는 과정이 아니에요. 내가 나를 돌보고, 가꾸고, 관리해 나가겠다는 결심이자 실천이죠.** 나에게 주어진 삶과 하나밖에 없는 몸을 사랑하고 매일 빛내며 살아가는 삶, 그 자체가 온전히 나

의 것입니다. 내가 나를 아끼기 때문에, 건강한 몸을
가꾸는 것입니다. 이것이 확실하면, 사실 다이어트는
절대로 어려운 일이 아닙니다.

---

# 자꾸만
# 그만두고 싶고
# 동기 부여가
# 어려워요

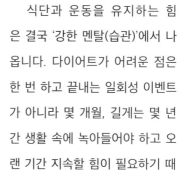

식단과 운동을 유지하는 힘
은 결국 '강한 멘탈(습관)'에서 나
옵니다. 다이어트가 어려운 점은
한 번 하고 끝내는 일회성 이벤트
가 아니라 몇 개월, 길게는 몇 년
간 생활 속에 녹아들어야 하고 오
랜 기간 지속할 힘이 필요하기 때
문이에요. 중간중간 이 쉽지 않은 길에서 벗어나고 싶
은 마음이 찾아옵니다. 스트레스를 많이 받을 때, 사람
들이 참견하며 그만하라고 한두 마디 던질 때….

하루하루가 모여 일주일, 한 달, 1년이 됩니다. 습
관과 생활은 그 사람의 체형에서 나타난다는 말이 있
죠. 하루의 흔들림으로는 큰 차이가 없지만 서른부터
매일 스스로를 아끼고 관리하며 갈고닦은 사람의 10
년 후 마흔의 모습과 서른에 자신을 놓아버리고 방치
한 사람의 마흔은 분명히 다를 겁니다.

매일의 식단, 일상 속의 운동을 반복하는 일은 지
루한 과정일지도 모릅니다. 그리고 가까이서 보면 명

확한 이유를 찾기도 힘들어요. 저는 늘 이렇게 이야기 해요. "이유를 생각하지 마세요!" 지금 당장 떡볶이에 치즈볼 대신 닭가슴살과 파프리카를 먹는 것이 더 낫다는 복잡하고 합당한 이유를 찾으려는 것은 너무나 힘든 일입니다. 길고 피곤한 하루임에도 저녁 먹기 전 잠시 러닝머신에 올라 30분간 땀을 흘리며 뛰어야 하는 이유를 생각하지 마세요. 별다른 이유는 없습니다.

이유를 계속 생각할수록, 왜 해야 하는지 자꾸 질문할수록 실패는 가까이에 다가옵니다. '그것 봐, 특별한 이유도 없는데 왜 그렇게 피곤하게 살아!'라며 우리의 마음에 그늘을 드리우죠. **이유를 생각하지 마세요. 동기 부여에 집착하지 마세요.** 대단한 동기는 없습니다. 그냥 체지방을 감량해 건강하고 가벼워지겠다는 정도예요.

그리고 자꾸 반복하며 습관이 되게 하세요. 마치 자고 일어나 양치질을 하는 것처럼요! 아침에 일어나서 칫솔에 치약을 짜며 그 이유를 생각하는 사람은 별로 없을 거예요. 그냥 그렇게 하지 않으면 찝찝하니까, 습관이니까 하는 거죠. 굳이 치석을 제거하고 충치를 예방하고자 하는 일이라고 매번 스스로를 설득할 필요가 없는 겁니다.

스스로에게 자꾸 이유를 물어보며 시험에 들게 하지 마세요. 그저 식단이든, 운동이든 한번 더 해낸 자신을 반복적으로 칭찬해주세요. 오직 여러분만이 스스로를 진심으로 아끼고 응원할 수 있으니까요.

---

# 운동과 식단을 야심 차게 시작했는데 너무 벅차요

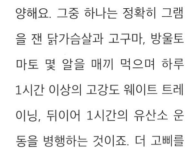

살을 혹독하게 빼는 방법은 다양해요. 그중 하나는 정확히 그램을 잰 닭가슴살과 고구마, 방울토마토 몇 알을 매끼 먹으며 하루 1시간 이상의 고강도 웨이트 트레이닝, 뒤이어 1시간의 유산소 운동을 병행하는 것이죠. 더 고삐를 조인다면 먹는 시간까지 통제할 수도 있어요.

저는 여러분이 다이어트에 쏟을 수 있는 다양한 방면의 노력을 너무 한번에 쏟지 않았으면 좋겠어요. 우리가 다이어트를 위해 인생을 살아가는 것이 아니잖아요? 삶은 우리가 하루하루 보내는 시간의 총합이고, 그것이 너무 지치고 벅차다면 바람직하지 않은 일이에요. 멋지게 일도 하고, 사람들도 만나고, 또 아이가 있다면 아이까지 잘 키우며, 식단에 운동까지 모든 것을 다 잘할 수는 없어요.

체지방을 감량하는 수많은 전략 중 **일상에서 지속적으로 실천할 수 있는 것을 한두 가지씩 바꿔보세요**. 그리고 최소 3~4개월 이상 반드시 그 몇 가지 원칙을 지켜보세요. 운동과 식단을 동시에 진행하면 가장 좋겠지요. 하지만 에너지도 시간도 부족하다면 식단을 먼저 시작하되, 운동 못하는 것을 자책하기보다는 식단을 확실히 실천해보는 식으로 자신만의 성취를 쌓아나가는 거예요. 이때 중요한 것은, **내가 하겠다고 마음먹은 부분만큼은 온 힘을 다해 하루하루 지켜나가야 해요.**

단기 체중 감량을 통해 목표한 상태를 이루는 것도 좋지만 궁극적으로 몸을 관리하고 사랑하며 건강하게 유지하는 것은 평생에 걸친 장기 프로젝트예요. 20대에는 젊음이 커버할 수 있는 건강과 에너지, 높은 대사량과 활기로 많은 부분을 메울 수 있지만 서른이 넘어가면 자신을 챙기는 사람과 그렇지 않은 사람이 점차 큰 폭으로 차이가 나게 됩니다. 어떤 50대는 활기찬 언니, 오빠 같고, 어떤 50대는 기운 없고 늘 아픈 할머니나 할아버지가 될 수도 있어요.

**다이어트는 지금까지 우리 몸이 체지방을 쌓아 올리게 만든 익숙한 상태를 깨고 흐름을 바꾸는 행위예요.** 마냥 편하고 즐거울 수만은 없다는 점을 인정하세요. 너무 괴로운 것도 아니지만 아무런 챌린지를 느끼지 못하는 것도 오히려 이상하지 않나요? 그 벅참을 관리할 수 있는 수준에서 즐기며 극복하고 하루하루의 성취를 느껴보시길!

# 자존감이 낮아
# 나는 못할 것
# 같다는 생각이
# 들어요

↓

'넌 시간도 많고 나처럼 힘들지 않으니까 성공했지, 난 못해.'

혹시 다이어트가 남의 이야기 같고, 나는 도저히 안 될 것 같고, 스스로 더 초라하게 느껴진 경험 있으신가요? 그렇다면 이제 정말 자존감에 대해 생각할 시간이에요. 많은 사람들이 다이어트를 하며 새삼 자기를 어떻게 바라보고 있는지 깨닫게 되어요! 그리고 본인이 스스로를 얕잡아 평가한다는 것을 발견하며 깜짝 놀라죠. 그리고 초격차 식단을 실천하며 생각보다 어렵지 않다는 점에 놀라기도 하고요. 이 방법을 잘 실천하니, 체지방이 낮아져 황송(?)한 기분마저 들 수 있죠. '난 늘 안 된다고만 생각했는데 내 자존감이 많이 낮았구나' 하고 놀랄 수 있어요.

하지만 이것이 나쁜 신호는 아닙니다. 많은 사람들은 자기에 대해 생각하는 시간을 쉽게 놓쳐 자존감이 낮은지 높은지, 내 마음이 어떤 상태인지도 잘 모르고 살아요. 이런 고민을 하게 된 것만으로도 한 발짝 더 나은 사람이 되어가는 과정인 거예요. 식단과 운동을 통해 마음까지 건강해지는 단계인 거지요.

몸에 불필요한 체지방이 쌓이고 건강에 나쁜 영향을 미치도록 방치했다는 것은, 그만큼 자신을 아끼지 않았다는 증거일 수도 있어요. 인정하세요! 개선은 자신을 온전히 받아들이고 인정하는 것으로부터 출발해요. 이제 식단을 관리하고 운동을 하며 거울 속 자신의 모습을 매일 보게 될 거예요. 지금까지 외면했던 자신을 공들여 바라볼 계기가 생긴 것이죠. 자신을 사랑해야 그 사랑을 타인에게도 나눌 수 있어요. 일도 더 잘할 수 있고요.

'수신제가치국평천하修身齊家治國平天下'라는 말이 있죠. 나 자신을 배려하고, 사랑하고, 책임지는 이 사사로운 과정을 온전히 누려보세요. 나를 온전히 책임질 수 있을 때 내 주변 사람을 챙기고, 내가 하는 일을 멋지게 해내는 힘까지 얻을 수 있을 테니까요.

---

# 다이어트를 방해하는 요소가 너무 많아요

성공적으로 체중을 감량한 많은 다이어터를 만나 그간 가장 힘들었던 점이 무엇인지 물었더니, 모두가 한목소리로 '다른 사람들의 참견'을 꼽았어요. 의외죠? 중간중간 찾아오는 허기, 식단의 지루함, 간절한 디저트 생각보다 더 크게 다이어트를 방해하는 것이 바로 다른 사람들의 참견이라니요.

참견의 형태는 다양해요. 만약 도시락을 준비해 가

져간다면 "뭘 그렇게까지 유난스럽게 해"라며 핀잔을 주고, 음식점에서 음식을 덜어 양을 조절하려고 하면 눈치를 주며 "그거 먹는다고 살 안 쪄"라고 덧붙인다거나 "얼마나 빼겠다고 그래"라며 지나가듯 던지는 말에 내가 너무 이상한가 스스로 자문하게 됩니다. 살을 빼면 또 어떤가요. "그만 좀 빼", "너무 말랐다" 등 다이어트의 성공까지도 비꼬아 말하는 사람들은 언제나 가까이에서 쉽게 찾을 수 있습니다.

반드시 이 말들을 무시하세요. 오직 스스로가 삼은 기준에 따라서만 행동하면 됩니다. 그들과는 달리, 유난스럽기 때문에 살이 빠지는 겁니다. 더 많이 먹어 살이 찐 거고요. 얼마나 빼고 싶은지는 이미 알고 있기에 그들에게 설명할 필요는 없습니다. 피곤함을 낭비하지 마세요! 그냥 매일 흘려 보낼 수 있는 식사 시간을 온전히 자신만을 신경 쓰는 시간으로 만드세요. **무엇을 먹고 몸이 어떻게 변화해가는지 생각하는 것은 당신의 특권이니까요!**

그리고 그 험난하고 유난스러운 과정 끝에 체중이 조금씩 빠지면, 분명 주변에서 도대체 어떻게 했기에 이렇게 날씬해졌냐며 다들 궁금해할 거예요. 사람들은 힘든 과정에 대해서는 쉽게 잊고, 좋은 결과는 그저 부러워할 뿐입니다.

한편 초격차 식단을 너무 사랑한 나머지, 평균 체

중보다 더 낮은 저체중 상태가 올 수 있습니다. 참고로 여성은 체지방 15%, 남성은 10% 이하로 내려가지 않도록 주의하세요. **적정량의 지방은 신체에 꼭 필요한 중요한 구성 요소이고, 세포와 장기의 활동부터 겉으로 드러나는 피부에 이르기까지 우리 몸에 필수적인 역할을 담당해요.** 바디 프로필 촬영이나 피트니스 대회를 준비하는 것처럼 '일시적'이고 특별한 목적 없이 체지방이 너무 낮아진 상태는 스스로 관리해주세요! 특히 생리가 멈추는 등의 몸에서 보내는 신호는 꼭 신경 쓰며 병원을 찾아 적절한 처방을 받아야 합니다.

---

# 도시락을 싸서 다니기가 눈치 보여요

요즘은 건강에 신경 쓰는 사람이 늘어나고 조직 문화가 개방적으로 변해 점심에 도시락을 먹거나 샐러드를 주문해 먹는 것이 그리 이상하지 않죠. 하지만 여전히 혼자 식사하는 것이 부담스럽고 다소 위축되는 기분이 들 수 있습니다. 팀원들이 다 같이 점심 먹으러 가는데 회의실에 남아 식사를 하는 것이 외롭기도 하고요.

가장 좋은 방법은 조직 내 구성원 중 식단 관리를 함께할 멤버를 찾는 것입니다. 둘이 함께한다면 훨씬 덜 외롭고 오히려 즐겁기까지 하겠지요. 서로의 식단을 번갈아 준비하는 것도 좋습니다. 함께 목표를 설정해 서로 응원할 수도 있고요.

하지만 아무리 찾아도 혼자 도시락을 먹어야 할 상황이라면, 매일 바로 먹어야 하는 냉장 도시락을 준비하기보다는 며칠이 지나도 먹을 수 있는 방식으로 회사 냉장고를 채워두는 것이 좋습니다. 이미 조리되어 전자레인지에 데워 먹는 닭가슴살 제품과 상온에 보관하는 즉석 밥류(요즘에는 곤약을 섞어 순 탄수화물 양을 낮춘 제품들도 다양하게 있어요), 그리고 삶아 100g씩 소분해 냉동한 고구마와 잡곡밥도 매우 편리합니다. 샐러드 채소는 미리 준비해두면 일주일 정도는 여유롭게 먹을 수 있어요.

월요일부터 금요일까지 단 하루도 빼지 않고 도시락을 먹어야 하는 것은 아닙니다. 동료들의 경조사나 특별한 이벤트가 있다면 함께 점심을 먹으며 식사 양을 조절하고, 다른 날 식단을 실천하는 것도 도움이 됩니다.

그리고 명심하세요. 유난스러워 보이고 가끔 "뭘 그렇게까지 하느냐"는 말도 여러 번 듣겠지만 분명히 변해가는 내 몸이 더 큰 즐거움으로 다가온다는 단순한 진리를요.

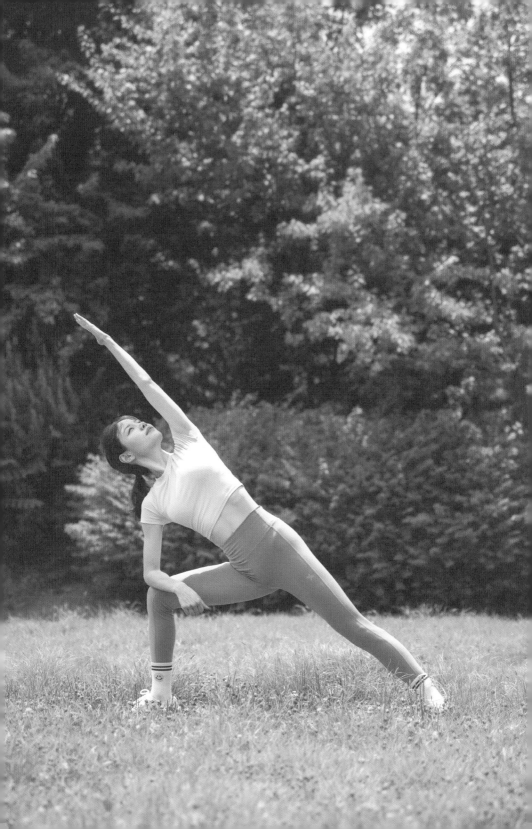

내가 하겠다고
마음먹은 부분만큼은
온 힘을 다해 하루하루
지켜나가야 해요.

# Epilogue

# 유지어터로
# 건강하게 살기

**초격차 다이어트를 함께해 주신 독자 분들께!**

그동안 정말 고생하셨어요. 목표한 바에 이른 것을 축하드려요! 매 순간이 쉽지만은 않았겠죠. 일상을 바꿔야 했을 테니까요. 이젠 음식이 좀 다르게 보이죠? 탄수화물과 단백질, 채소의 양을 계산하게 되고, 무엇이 넘치거나 부족하면 신경 쓰일 거예요. 고생 많으셨어요. 그렇게 노력했으니 좋은 결과에 이른 거예요.

책의 도입부에서 안정환의 "노력을 해도 결과가 안 나오면 너는 그것밖에 안 되는 선수야"라는 말을 인용했어요. 노력과 고생은 반드시 결과가 나오는 똑똑한 방법으로 해야 해요. 당신은 현명한 방법을 활용해 온전히 스스로 성공적인 결과를 만들어냈어요. 정말 대단합니다! 스스로를 진심으로 축하해주는 시간을 꼭 가지길 바랍니다.

저는 체지방 감량 과정의 가장 큰 성취가 '자기 효능감'이라고 믿어요. 나는 할 수 있다는 믿음과 확신, 그리고 실제로 이루어낸 명백한 결과. 절대로 노력은 배신하지 않아요. **당신은 많은 어려움을 극복하면서 마음먹은 일을 결국 이루어낸 사람이에요!**

어려운 일을 해낸 자신을 온전히, 정성 들여 칭찬하고 아끼고 대단하다고 격려해주세요. 이 성취가 당신의 마음을 빛나게 하세요. 정말 중요해요! 당신은 비쩍 마른 해골이 되기 위해 억지로 고통스럽게 배고픔을 참아가며 자신을 학대한 것이 아니에요. 더 건강한 몸을 만들겠다는 올바른 생각으로 보다 신선하고 좋은 음식을 먹으며 스스로를 사랑한 결과, 이렇게 체지방을 감량한 것이죠.

유지어터의 삶은 바로 여기에서 출발해요. '나는 이번 도전에서 스스로 성취해낸 아주 멋진 사람이야'라는 뚜렷한 믿음에서부터요. 대단한 당신은 이제 두려울 것이 없어요. 억누르고 참아왔던, 질 낮은 음식을 복수하듯 폭식할 이유가 하나도 없어요. 방으로 혼자 들어가 배달 음식을 먹지 말고, 사랑하는 가족과 친구와 연인과 맛있는 외식을 하세요. 실력 있는 요리사가 만든 맛있는 요리를 한입 한입 즐기고, 사람들과 여유롭게 웃음을 나누세요. 삶을 즐기세요. **그리고 이제는 일상이 된 건강한 식재료를 찾아 먹으며 삶을 정성껏 이어나가세요.**

분명히 확신해요. 당신이 클래식 위주의 초격차 식단을 실천하며 입맛을 개조했다면, 분명 자연의 에너지를 가득 담은 신선한 식재료의 매력을 알게 되었을 거예요. 너무나 평범한 우리 주변의 당근이, 오이가, 브로콜리가 얼마나 맛있는지 조금 알 것 같지 않나요? 당신이 가장 좋아하는 채소는 무엇이었나요? 아스파라거스를 위해 봄을, 초당옥수수를 위해 여름을, 송이버섯을 위해 가을을 기다리게 되었다면 당신의 입맛은 세계적인 미식 평가원과 다를 바 없는 거예요.

초격차 식단은 적게 먹지는 않지만 재료의 종류와 양을 통제하죠. 그만큼 몇 가지 식재료를 엄선해서 먹게 되는데, 이 과정을 반복하다 보면 결국엔 식재료 하나하나가 얼마나 중요한지 온전히 이해하게 되어요. 저는 다이어트를 통해 깨달은 점이 있어요. 세계 최고의 셰프들을 인터뷰하면, 요리에서 가장 중요한 것은 바로 식재료라고 이야기해요. 이제야 그 뜻을 제대로 깨닫게 되었어요. 똑같은 사과도 누군가는 꿀이 뚝뚝 떨어지는 과즙 가득한 사과를 먹고, 누군가는 푸석하게 마른 사과를 먹을 수 있어요. 그러니까 **식재료가 요리의 시작이자 완성인 셈이에요.** 맛있는 것을 먹으려면 정말 좋은 재료가 궁금하고, 그 좋은 재료를 찾게 되고, 결국 그 재료가 내 몸을 만들어요. 자연이 만든 진짜 좋은 맛이 궁금해 찾다 보면 저절로 입맛이 한 단계 업그레이드될 수밖에 없어요. 화학적으로 합성한 인공 치즈 향, 각종 분말과 조미료가 더 이상 필요하지 않으며, 그렇게 나쁜 음식으로부터 해방되는 거예요.

**이제 초격차 식단을 하루 세 끼 실천하기보다는 당신의 일상을 빛내는 유용한 도구로 사용하세요.** 사랑하는 사람들과의 즐거운 식사 자리에서는 탄수화물 100g, 단백질 100g의 공식에 얽매이지 마세요. 적당히 기분 좋게 배가 부를 정도로 천천히 식사 시간을 즐겨주세요.

**일주일에 한 번만 몸무게를 재세요.** 예컨대 매주 월요일 아침 등으로 규칙적인 시간을 정하세요. 변화하는 몸무게에 따라 하루에 한 번 혹은 두 번 정도 초격차 식단을 활용해 조금 더 가벼운 식사를 만들어보세요. 영양이 고루 들어 있으면서도 깨끗한 음식은 언제나 우리의 몸과 마음에 도움이 되니까요. 꾸준히 운동하는 것도 잊지 마시고요. 앞으로도 당신의 빛나는 몸과 마음을 위해 〈초격차 다이어트〉의 손을 잡고 함께해 주세요!

# 유지어터 기간의
# 식단 가이드

## 체중 유지 기간
## 영양 균형을 고려한 유지어터 식단 비율
탄수화물 : 단백질 : 지방 = 55% : 25% : 20%

### 남성

체중 유지를 목표로 한
2000kcal

**탄수화물**
**1100kcal = 275g**
▶ 끼니당 순 탄수화물 92g

**단백질**
**500kcal = 125g**
▶ 끼니당 순 단백질 42g

**지방**
**400kcal = 44g**
▶ 끼니당 순 지방 19g

### 여성

체중 유지를 목표로 한
1800kcal

**탄수화물**
**990kcal = 248g**
▶ 끼니당 순 탄수화물 83g

**단백질**
**450kcal = 113g**
▶ 끼니당 순 단백질 38g

**지방**
**360kcal = 40g**
▶ 끼니당 순 지방 13g

체중을 유지하는 '유지어터' 기간에는 탄수화물 양을 늘려주세요. 지방과 단백질을 일부러 더 찾아 먹을 필요는 없어요. 단백질은 본인 체중 숫자의 0.8~1.5배 내외를 먹고, 탄수화물은 제한 범위가 좀 더 넓어졌다고 생각하세요.

탄수화물 식재료 100g은 정말 양이 너무너무 적었죠? 이제 밥도 한 끼에 한 공기(200~300g)를 먹어도 좋아요. 이로 인해 급격히 살이 찔 일은 없어요. 가끔 칼국수와 베이글처럼 다이어트 기간에는 손대기 어려웠던 탄수화물 위주의 식사도 마음 편히 즐기세요. 대략 다이어트 기간의 탄수화물 양의 두 배에서 최대 세 배까지 매끼 먹어도 괜찮아요. 그런데 매끼 다시 탄수화물과 단백질 양을 유지어터에 맞게 조정해 먹자니 머리가 아픕니다. 그보다는 단순하게 접근해주세요. 하루 세 끼 중 한 끼나 두 끼를 초격차 식단으로 실천하고, 일반식을 마음 편히 즐기는 방식이죠. 복잡하게 생각하지 마세요! 몸무게의 증감 현황에 따라 하루 한 번이나 두 번, 늘 하던 대로 초격차 식단을 활용하면 간편합니다.

한 가지 주의할 점은 탄수화물을 많이 먹어도 된다고 해서 당류 허용량이 늘어나는 것은 절대 아니라는 점이에요. 단순히 영양 성분표의 '탄수화물' 양에 안심하면 안 되어요. 예를 들어 순 탄수화물 90g을 먹으려면 단호박은 무려 350g 먹을 수 있어요. 하지만 그 유명한 아이스크림 가게의 민트초코 아이스크림을 먹는다면 고작 아이스크림 100g 속에 탄수화물 양이 70g이고 그중 56g이 '설탕 당'입니다. 당류 위주의 탄수화물을 섭취한다면 우리가 충분히 탄수화물 양을 늘렸다는 만족감도 없을뿐더러 이렇게 섭취한 영양은 지방으로 쉽게 전환되니 주의하세요. 여전히 좋은 식재료, 즉 복합 탄수화물을 먹기 위해 노력하세요. 가공이 덜 된 자연 그대로의 식재료도 좋고, 불필요한 첨가제 없이 효모와 물, 소금으로 빚은 구수하고 새콤한 식사빵도 좋아요. 파스타도, 떡도 좋습니다. 단맛이 나는 것들만 주의해주세요.

한편 지방 섭취도 늘어나게 되는데, 이는 단백질 선택의 폭을 넓힘으로써 자연스럽게 해결되는 부분이니 일부러 지방을 섭취하기 위해 노력할 필요는 없어요. 예전에 닭가슴살 먹던 것을 닭다리살과 닭날개까지 고루 즐기고, 돼지 앞다리살의 지방 없는 부분만 골라 먹던 것을 종종 삼겹살도 먹는 정도면 충분해요. 특히 소고기는 홍두깨살 말고 꽃등심을 먹어도 되는 시기이니 정말 행복한 일이죠! 일부러 지방을 더 섭취하기 위해 노력하는 것은 절대로 추천하지 않습니다. 조리과정에서 자연스럽게 들어간 정도로도 언제나 충분합니다.

# 유지어터 기간의
# 운동 가이드

여러분, 이제 운동하는 것이 폭식에 대한 '속죄'가 되어서는 안 됩니다. 성공적인 유지어터로 건강한 몸을 지켜나가는 것은 운동과 식단을 생활에 자연스럽게 스며들게 해야 비로소 가능해요. 인스타그램 속, 마치 포토샵을 한 것 같은 화려한(?) 몸매를 위해서가 아니라 대사증후군을 예방하고 적정한 체력과 깨끗한 혈관을 유지하기 위해 근력 운동과 유산소 운동은 필수 조건이 되었습니다.

2016년부터 매년 대한지역사회영양학회지에 소개되는 국민 건강 영양 조사에 따르면 우리나라 전체 성인의 절반은 유산소 운동이나 근력 운동 등 그 어떤 운동도 전혀 하지 않는다고 합니다. 저도 운동이 생활 습관이 되기 전까지는 아무런 운동도 하지 않았고 몸은 서서히 조금씩 악화되었어요.

여러분이 목표한 체지방률을 달성했다면 이제 건강하고 가벼운 몸 상태를 꾸준히 유지하세요. 그러기 위해서는 운동이 필수입니다. 체지방을 빼기 위한 목적이 아니라 장기와 혈관 건강, 체내 순환을 위해 일주일에 3회 이상, 하루 30분 이상의 숨이 차는 유산소 운동을 해야 해요. 여러분이 가장 좋아하는 운동을 골라 취미로 삼으세요. 멋진 몸매를 위한 웨이트 트레이닝도 좋고, 마음까지 맑아지는 요가도 좋고, 코어를 잡고 균형을 만드는 필라테스도 훌륭하죠. 날씨가 좋은 계절이라면 한강을 따라 자전거를 타거나 달리기를 하며 유산소 운동 시간을 더 가치 있고 특별하게 만드는 것도 운동을 즐기는 방법이 될 거예요.

유지어터로 살기 위한 '전략적인 운동 방법'은 없어요. 명확한 답변을 드리지 못해 죄송해요! 각자의 라이프스타일과 성향에 따라 생활 운동을 하는 것, 가장 단순하고 확실한 대답이겠네요. 저는 또 하나의 작은 목표를 설정해 근육량을 늘리기 위한 운동에 더욱 집중하고 있어요. 또 시간이 흐르면 다시 요가의 세계로 돌아갈지도 모르고요. 아, 요즘은 발레를 배워보고 싶다는 생각도 하고 있어요.

젊음이 무엇이라고 생각하세요? 단순히 어린 나이일까요? 제 생각은 조금 달라요. 무엇이든 계속 도전하고 싶다는 마음, 그 자체가 젊은 거예요. 70살이 되어도, 90살이 되어도, 120살이 되어도 새로운 운동을 배우고 새로운 몸으로 가꾸고 늘 그 시기의 당신을 설레는 마음으로 환영하며 인생을 즐겨보자고요. 그게 바로 초격차 다이어트의 완성이니까요.

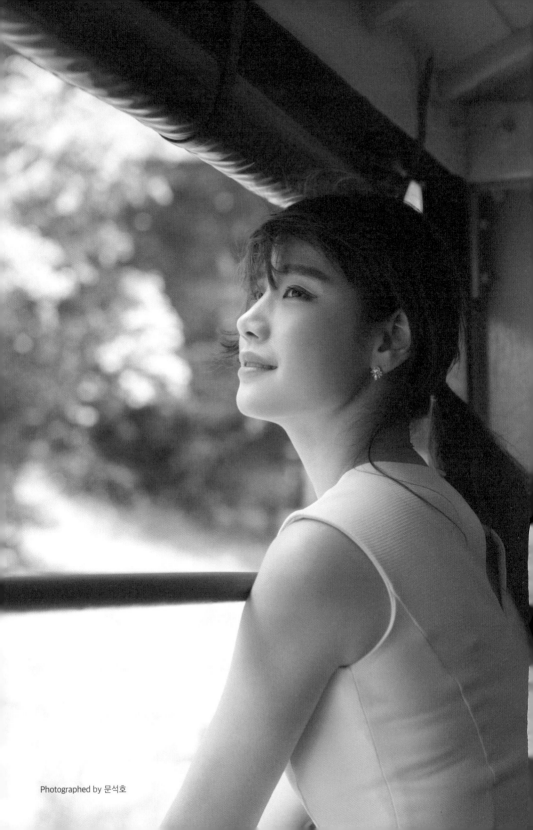

Photographed by 문석호

당신의 빛나는

몸과 마음을 위해

초격차 다이어트의 손을 잡고

함께해 주세요!

# 에디터의 편집 후기

책을 출간하기 3개월 전, 한 행사장에서 옛
직장 동료인 저자를 우연히 만났다. 두 번째
출산 이후 꽤 오랜만에 보았는데 세상에,
이렇게 날씬한 모습이라니!

놀란 나는 "아니 어떻게 살을 뺐어요?"라고
물었고 "편집장님, 다이어트는 일단
식단이에요! 식단이 중요해요. 그리고 체중보다
체지방을 빼보세요!"라는 대답을 들었다.

나름 최고치로 올랐던 몸무게에서 15kg
정도를 감량하고 좀처럼 살이 안 빠져
고민하던 찰나, 저자의 제안에 솔깃했다.
식단은 나도 하는 것(?) 같은데 어떻게 저렇게
드라마틱하게 빠졌단 거지? 고민을 하며
이것저것 캐물었다. 저자의 답은 명쾌했다.

"식단할 때 '탄수화물 100g,
단백질 100g, 채소는 원하는 양껏!'

이 공식만 지켜서 먹도록 하세요. 그럼
안 빠질 수가 없어요. 체중이 아니고
체지방이요!"

그 이야기를 들은 직후, 바로 식단 개선에
돌입했고 한 달 정도 그녀의 제안대로 식단을
바꿔나갔다. SNS를 통해 내가 먹은 음식들을
올리고 가끔 저자에게 피드백도 받으며
다이어트를 해나가는데, 세상에 이렇게 많이
먹고도 한 달에 체지방만 3kg이 빠지다니!

실패에 지치기만 했던 다이어트에
광명이 보이기 시작했다. 마침 저자도 이
다이어트법을 책으로 내겠다는 고민을 하고
있어서 실제 한 달간 '초격차 다이어트'를 몸소
체험했던 나는 주저없이 책을 출간하기로
결심했다. 매일 다이어트를 시작하고

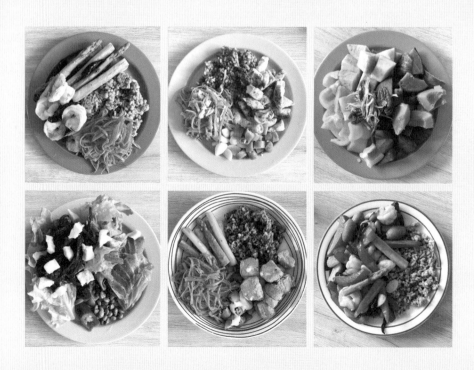

포기하는 분들을 위해 꼭 필요한 책이라고 생각했기 때문이다.

똑똑한 저자답게 방대한 이론서와 여기저기 흩어져 있는 다이어트 정보들을 취합해 알기 쉽고 명쾌하게 정리해주었고 초격차 식단 또한 정답보다는 문제를 푸는 방식을 알려주며 간단한 조합으로 수천 가지 메뉴를 만들 수 있는 다이어트 식단 매뉴얼을 제시했다. 함께 책 작업을 하는 2개월, 도합 3개월 동안 나는 어떻게 변했을까?

**'체지방 9kg 감량, 몸무게는 7kg 감량!!'**

이렇게 압도적으로 살이 빠져본 건 처음이라 좀 얼떨떨했다. 마냥 굶지도, 괴롭지도 않았는데 말이다! 초격차 식단으로 매일 두 끼를 챙겨 먹고 하루 1시간 이상 운동을 3개월간 하면서 느낀 건, 초격차 다이어트는 단순한 체중 감량이 아닌 신체적으로도,

정신적으로도 삶을 풍요롭게 변화시킨다는 것이었다. 그렇기에 습관이 되고 이를 계속해서 지속할 수 있는 것!! 3개월, 6개월 동안 먹고 싶은 것, 하고 싶은 것을 참아가며 이 악물고 운동을 하는 그런 고통스러운 다이어트가 아닌 매일이 즐거우면서도 하루가 다르게 변화하는 나의 몸을 관찰하는 그 맛이 초격차 다이어트를 지속하게 해준 힘인 것 같다.

내가 이 책을 편집하는 지난 3개월간 책 속의 내용을 꼼꼼히 읽고 따라 하며 실천했던 것처럼, 그리고 그것이 습관이 되어 삶의 질을 놀랍게 향상시켰던 것처럼 독자 분들의 삶에도 이 책의 마법이 그대로 전달되었으면 한다. 그리고 자신만의 초격차 식단을 계속해서 개발해보길 바란다. 하루 한두 끼로 변하는 놀라운 일상! 남의 얘기가 아니다! **곧 나의 이야기!**

맛있는 책방, 장은실 편집장

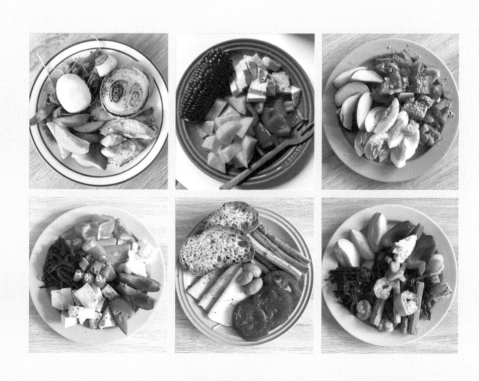

# 참고 문헌

식품의약품안전처,
「식품영양성분 통합 데이터베이스」
https://www.foodsafetykorea.go.kr/fcdb/simple/
search/firstList.do

박선미, 한대석, 김동우, 이선영 「비만여성에서
저열량식사와 체중감량제 섭취에 의한 체중 및
체지방 감소 효과」 한국식품영양과학회지, 2004

Healthline Media, 「How Many Carbs Should You
Eat per Day to Lose Weight?」
https://www.healthline.com/nutrition/how-
many-carbs-per-day-to-lose-weight

박성준, 「심박변화율을 이용한 최대지방연소
운동강도 유도 방법에 관한 연구」 연세대학교
대학원 의공학과, 2008, 37p

김영옥, 「한국성인의 체중조절 관련 행위와
식이 섭취 양상」 한국식품영양과학회지
한국식품영양과학회, 2002

한국소비자원 소비자안전국 식의약안전팀,
「다이어트 식품 안전 실태조사」 2015, 5p, 9p

(사)한국영양학회, 「2020
한국인영양소섭취기준(KDRIs)」 보건복지부, 2020

임순영, 권영우, 김송준, 이종삼, 전중기, 「수분 및
기질 섭취가 체수분량과 체지방율의 변화에 미치는
영향」 한국체육과학회지, 2011

식품안전나라 「숙취 원인과 해소법」
식품의약품안전처 식품안전정보원
https://foodsafetykorea.go.kr/portal/
healthyfoodlife/alResol.do

김태영, 「운동형태가 영양소선택, 혈액성분 및
체지방 변화에 미치는 영향」 한국체육학회지, 2000

오현우, 안재희, 전대원, 「저탄수화물-고지방
다이어트와 지방간의 관계; 통념과 진실」
대한내과학회지, 2017, 114p

박잎새 「한국 성인의 수면시간과 전신비만,
복부비만의 관련성 연구」 - 2008 - 연세대학교
보건대학원, 역학통계학과 ir.ymlib.yonsei.ac.kr 31p

박종석, 변용현, 황문현, 김상호, 「수면부족 성인의
신체활동량과 비만, 혈중지질과의 관계 분석」
한국사회체육학회지, 2014

김명경, 이귀주, 「연령별 성인 여성의 체중감량
다이어트 실태와 만족도 및 관련지식」
한국식품영양과학회지, 2006

민지선, 송경희, 이홍미, 「서울지역 일부 여고생의
다이어트 경험에 따른 체중조절 행동, 섭식장애
위험도 및 우울정도의 비교」 대한영양사협회
학술지, 2016

정성림, 이상호, 허만동, 「유산소운동과 유산소, 근력
복합운동이 중년비만 여성의 부위별 체지방 분포에
미치는 영향」 한국사회체육학회지, 2009